GUIDE
DES BIJOUX
ET PIERRES D'ÉNERGIE

**Tout ce qu'il faut absolument savoir
avant de porter
un bijou ou une pierre**

Wolfgang Hahl

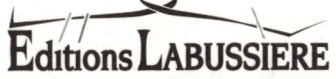
Editions LABUSSIERE

B.P. 85 – F 71700 – TOURNUS
Tél. : 03.85.27.03.80
www.editionslabussiere.com

Copyright 2004 © Editions LABUSSIERE
B.P. 85
23, Place de l'Hôtel de Ville
F-71700 Tournus
France
Tél : 03 85 27 03 80 • Fax : 03 85 27 03 81
E-mail : editions.labussiere@worldonline.fr
ISBN : 2-84988-012-4

Chez le même éditeur

GUIDE DES BIJOUX ET PIERRES D'ÉNERGIE

Tout ce qu'il faut absolument savoir
avant de porter
un bijou ou une pierre

Wolfgang Hahl

Éditions LABUSSIERE

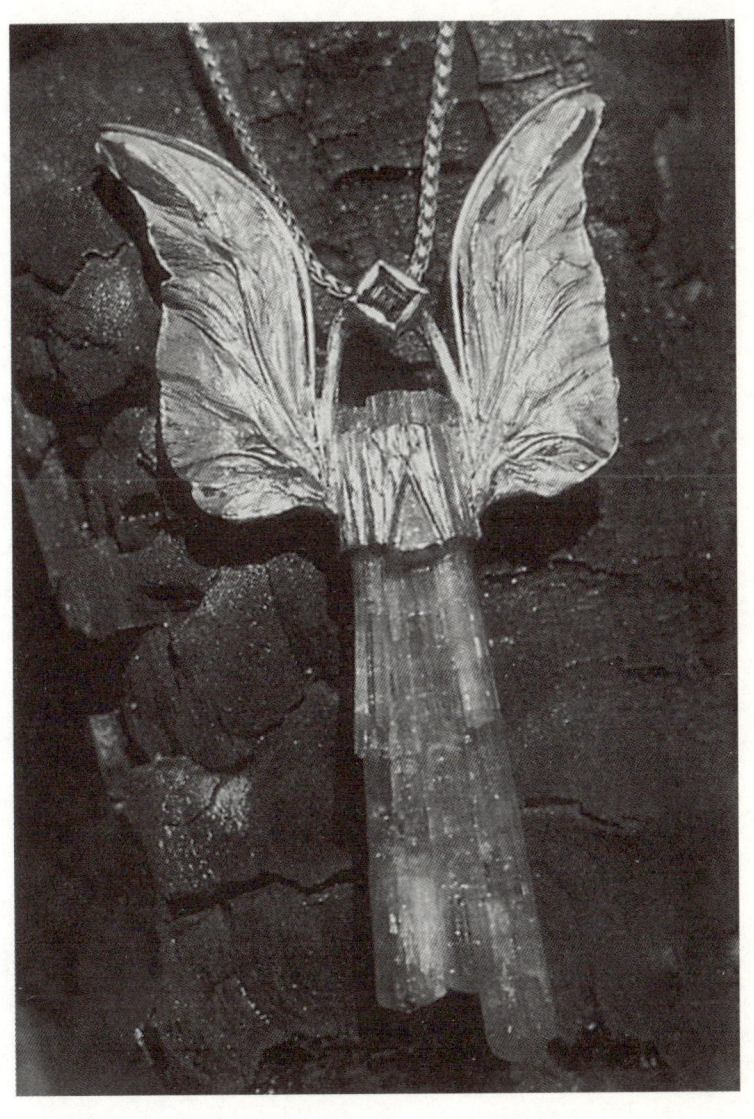

Préambule

Au cours des séminaires et des sessions de formation que j'anime depuis dix ans sur le thème «pierres de soin» et «guérir avec les cristaux et les pierres précieuses», j'ai initié des milliers de participants aux méthodes de guérison centrées sur le mental et l'énergie. Depuis le milieu des années 80, cette question rencontre un intérêt croissant parmi un vaste public. En effet, les cristaux et pierres précieuses exercent par nature une attirance quasi magique sur la plupart de nos contemporains ; mais surtout, lorsqu'ils sont correctement utilisés, on ressent très vite à leur contact un intense effet bienfaisant, réconfortant, curatif et stabilisateur pour le psychisme. Cependant, j'ai pu observer aussi que, dans la période euphorique qui suivait, cela incitait les gens ayant vécu cette expérience si positive à porter sans discernement toutes sortes de bijoux et de minéraux. Ceci avait souvent pour conséquence l'inverse du résultat escompté, et même, dans certains cas, entraînait un effet préjudiciable ou négatif pour la santé. Lorsqu'on utilise les minéraux pour se soigner, il s'agit de respecter divers principes énergétiques de base ; si on ne les observe pas, on risque de perturber le champ énergétique corporel. Lorsque les pierres ne sont pas employées à bon escient, il est possible de se sentir plus mal ou de ne percevoir aucune amélioration. Les bijoux recèlent ce danger, car le rayonnement de la pierre sur le corps, pendant des heures, des semaines, voire des mois, n'est évidemment pas sans conséquence. Il semble donc très intéressant de profiter des vertus curatives des minéraux en portant des bijoux, c'est à la fois merveilleux et très simple. En général, si l'on vise un effet thérapeutique, il faut porter la pierre sur soi une demi-heure et recommencer régulièrement pendant plusieurs jours ou plusieurs semaines pour obtenir l'effet optimal. Cela nécessite du temps, un endroit tranquille et en général, un thérapeute bien formé et expérimenté qui teste la pierre appropriée, la pose et la retire.

Bien des personnes qui, au début, ont manifesté un grand intérêt, négligent par la suite, simplement par manque de temps, de protéger leur énergie et leur santé. Avec le temps, ils oublient totalement de poser sur eux la pierre qu'ils ont acquise. L'utilisation des minéraux en tant que bijoux ouvre d'autres perspectives. En général, on suspend le collier autour de son cou, on passe une bague à son doigt ou un bracelet autour de son poignet et l'on peut tranquillement les oublier ; les bijoux suscitent quand même un effet énergisant et sont source d'harmonie pour celui ou celle qui les porte, puisqu'ils sont au contact direct de la peau et du champ électromagnétique du corps. Mais la prudence est de rigueur ! Il est non seulement impératif de tenir compte de lois énergétiques extrêmement importantes, mais il faut aussi connaître toutes sortes d'autres paramètres pour que le bijou joue un rôle curatif ou protecteur et non l'inverse. Le métal avec lequel le bijou est fabriqué, la longueur du pendentif, le point d'acupuncture traversé par la boucle d'oreille, le doigt auquel la bague est passée, constituent des éléments essentiels. Le principal est bien entendu, de choisir la pierre qui convient le mieux. Là aussi, quelques facteurs ont leur importance et il faut posséder quelques notions de base sur les pierres précieuses du commerce ; car aujourd'hui on trouve sur le marché un grand nombre de pierres teintées ou traitées par des procédés chimiques ; certaines ont même été exposées à des rayons radioactifs, ce qui est loin d'accroître leur effet bienfaisant !

La plus grande prudence est recommandée vis-à-vis des bijoux transmis par héritage, car ils sont chargés des vibrations énergétiques de celui ou de celle qui les a portés. J'ai pu constater plusieurs fois que certaines femmes, après avoir hérité d'un bijou venant de leur grand-mère ou de leur mère, développaient les mêmes symptômes que l'ancienne propriétaire.

Ce livre traite de toutes ces questions et je les étudierai point par point dans les chapitres suivants. Je donnerai aussi des instructions et des conseils simples et concrets qui, une fois compris, seront faciles à mettre en pratique dans la vie courante. Je décrirai une méthode simple permettant de tester la capacité énergétique des bijoux pour que chacun soit désormais capable de trouver celui qui lui convient le mieux. Dans plus de 50 % des cas où j'ai testé le bijou favori de diverses personnes, j'ai constaté à ma grande surprise qu'il n'avait pas d'effet bénéfique sur son propriétaire et même exerçait souvent une influence négative. C'est la raison pour laquelle j'ai écrit cet ouvrage.

Le monde merveilleux des pierres de soin et des bijoux peut ouvrir à chacun des perspectives rares, fascinantes, et extrêmement agréables si l'on apprend à le connaître. Lorsqu'on respecte les éléments majeurs et les principales lois de l'énergie, on s'aperçoit, en portant le bijou approprié, que l'on se sent en meilleure santé, plus équilibré, plus dynamique, plus sûr de soi, mieux protégé ; mais on se rend compte aussi que la beauté intérieure irradie vers l'extérieur, les qualités de l'âme ou les talents ensevelis ou négligés renaissent avec une vigueur nouvelle, même s'ils étaient peut-être oubliés ou n'étaient plus perçus depuis longtemps. Des centaines de personnes m'ont rapporté, qu'à travers l'usage adéquat d'un bijou, elles ont pu développer un nouvel amour de soi, de la vie, et qu'une relation très personnelle s'est instaurée avec la pierre qu'elles ont commencé à chérir. On reconnaît ces personnes à leur rayonnement positif, harmonieux ; on a l'impression que leur bijou leur va à ravir et leur convient exactement. C'est précisément ce que je vous souhaite, ainsi que beaucoup de joie à la lecture de ce livre destiné à enrichir la connaissance que vous avez de vous-même et de votre vie.

Introduction

❖ *Pourquoi les pierres précieuses*
ont des vertus curatives ? ❖

Depuis la nuit des temps, dans toutes les cultures du monde, les hommes et les femmes portent des bijoux. Lorsque des fouilles mettent à jour des habitations ou des tombeaux datant des premiers âges, les archéologues découvrent régulièrement toutes sortes d'ornements. Mais, malheureusement, notre époque a oublié que les hommes des cultures anciennes ne portaient pas seulement des bijoux pour se parer ou exhiber leur statut social ; mais aussi très souvent pour des raisons de santé, pour soutenir leur force vitale, avoir l'esprit plus clair, développer leur intuition, et même pour se protéger contre les énergies négatives ou les agressions. Les parties du corps où les hommes portaient ces bijoux, quelles que soient leurs cultures, témoignent qu'ils les utilisaient dans ce but, par instinct ou inconsciemment.

Les zones corporelles où l'on pose les bijoux depuis les temps immémoriaux sont des endroits fortement chargés en énergie et particulièrement sensibles sur lesquels le métal ou les pierres précieuses agissent rapidement au bénéfice de la santé. Ainsi, par exemple, l'oreille, où le bord extérieur du pavillon recèle une quantité de points d'acupuncture capitaux qui peuvent être stimulés par les boucles d'oreille. Les doigts de la main, siège des méridiens (canaux énergétiques de l'acupuncture), où les bagues exercent une influence directe sur ces flux d'énergie. Les colliers ou les pendentifs agissent, selon leur longueur, sur la thyroïde, le thymus ou le plexus solaire qui tous trois occupent des fonctions-clés dans les processus corporels biologiques et végétatifs en régulant l'état de santé et les émotions.

Dans la médecine indienne, l'Ayurvéda, les connaissances sur les vertus thérapeutiques des pierres précieuses datent de plusieurs milliers d'années et on les utilise en pulvérisations dans toutes sortes de mixtures, pilules et médicaments. Parallèlement aux anciennes cultures himalayennes, les Indiens peuplant l'Amérique du Sud et une partie de l'espace nord-américain développèrent une connaissance approfondie des pierres précieuses, de leur force et de leurs vertus curatives. Cela est peut-être lié au fait que les deux plus hautes chaînes de montagnes du globe (Cordillère des Andes et Himalaya) ont fourni la majeure partie des pierres précieuses, permettant ainsi aux autochtones d'en disposer plus facilement que dans d'autres régions du monde. Il existe peut-être même un rapport direct entre les gisements de pierres précieuses et l'avènement de ces civilisations florissantes.

Les pierres n'avaient pas seulement une haute valeur d'échange permettant d'acquérir d'autres marchandises ; mais elles rendaient aussi de grands services dans le domaine de la santé, servaient à l'introspection et à l'inspiration. Il est bien connu par exemple que le lapis-lazuli était vénéré par les Égyptiens comme une pierre sainte et servait à leurs prêtres de «fortifiant» spirituel.

Pourtant, à l'heure actuelle, bien des gens sont encore malheureusement trop sceptiques vis-à-vis des vertus curatives des minéraux ; et la lithothérapie est souvent considérée comme un délire mystique ou une invention fantaisiste. Cela tient en grande partie à ce que l'homme moderne s'est de plus en plus détaché de la nature et, pour soigner ses maux, a pris l'habitude dès l'enfance d'avaler la pilule livrée par l'industrie pharmaceutique sans se poser de questions sur les énergies internes et externes qui gouvernent son état de santé. Il ne faudrait cependant pas oublier que les préparations pharmaceutiques contiennent les «copies» industrielles des substances actives présentes dans les plantes ; et il serait temps de se demander une bonne fois comment les hommes se sont soignés jusqu'ici.

La maladie et la santé ont joué de tous temps un rôle central dans l'ensemble des sociétés humaines. Aussi a-t-on toujours cherché et trouvé dans la nature les ingrédients qui, une fois transformés en «préparations» médicinales, contribuaient au soulagement de toutes sortes de maux et maladies. La démarche était à la fois instinctive et sélective, les hommes trouvant souvent par hasard ou par tâtonnement des substances particulièrement efficaces. Il y avait bien sûr des plantes médicinales en grand nombre, mais aussi des minéraux, de l'argile et des pierres. Chacun sait bien aujourd'hui encore que l'on trouve chez le pharmacien de l'argile très efficace contre toutes sortes de maux d'estomac, troubles intestinaux et irritations de la peau. Les vertus curatives des eaux thermales contenant du soufre et autres minéraux ne sont, elles non plus, nullement contestées.

Puisque l'argile et certains minéraux très simples démontrent leurs vertus curatives, il ne serait pas logique que les minéraux les plus beaux, les plus rares, les plus inaltérables, les plus captivants de la nature, à savoir les pierres précieuses, n'aient aucune influence sur les hommes. Alors qu'ils représentent la cristallisation la plus achevée et la plus pure de divers éléments et minéraux dont le corps a besoin et qu'il renferme à l'état de traces. Les hommes sont tellement habitués à ingurgiter des médicaments et autres substances utiles à la santé, qu'ils demeurent incrédules face aux pierres précieuses ; le novice peut difficilement s'expliquer comment les pierres – sans être avalées – peuvent bien développer leurs effets. Ce n'est pourtant pas si difficile à comprendre ! Et les nombreuses recherches scientifiques effectuées ces dernières années, ainsi que les divers savoirs rassemblés, contribuent à expliquer et à démystifier l'effet des pierres précieuses.

Tant de facteurs biologiques, chimiques et physiques entrent en jeu dans les pierres précieuses que cela explique déjà leurs effets multiples et intenses, expérimentés par des milliers de personnes, et rendant la lithothérapie toujours plus populaire. En premier lieu, toutes sortes de minéraux et de pierres se forment à partir d'éléments les plus divers qui émettent chacun leurs propres vibrations électromagnétiques. Ensuite, les pierres précieuses ont une structure géométrique exacte et leurs molécules sont assemblées selon un ordre précis et régulier, appelé le maillage cristallin. Ce maillage cristallin possède des propriétés équivalentes à celle d'une antenne et il est capable de filtrer, moduler et renvoyer les radiations émises à certaines fréquences.

En effet, c'est lorsqu'elles sont portées ou posées directement sur le corps que l'action des pierres est perçue avec le plus d'intensité. Cela s'explique par le fait que le corps humain possède un champ électromagnétique mesurable dans lequel pénètrent les pierres. Ce faisant, elles reçoivent toutes sortes de «vibrations» – des fréquences énergétiques variables – qu'elles convertissent en fréquences harmoniques correspondantes et renvoient en tant que générateur d'impulsions.

Même si cela semble incroyable, il faut se rappeler que la technologie moderne exploite ce phénomène ; les cristaux de quartz, les tourmalines et les rubis constituent souvent le cœur de nos modernes ordinateurs et appareils high-tech sans lesquels pas un avion ne décollerait, pas une montre digitale ne donnerait l'heure, pas un appareil de radio, pas un téléviseur ni aucun autre appareil moderne ne pourrait fonctionner.

Le corps et l'âme réagissent à l'égard de la pierre selon un principe de résonance, un peu comme une corde de guitare se met à vibrer toute seule et émet un son lorsque dans la même pièce un musicien pince la même corde sur une autre guitare. Il est intéressant d'évoquer ici la découverte scientifique issue de la recherche en acupuncture. On a constaté, dans un laboratoire américain, que les méridiens décrits depuis des millénaires par la médecine chinoise existaient bel et bien ; et représentent d'infimes flux électromagnétiques parcourant le tissu conjonctif qui entoure tous les organes, les muscles et les articulations. Le tissu conjonctif comporte en grande partie les même substances qu'un groupe important de pierres précieuses, à savoir les cristaux de quartz, composés de silicium et d'oxygène, et auquel appartiennent des représentants connus tels l'améthyste, la citrine (topaze jaune), et le cristal de roche. Ces derniers servent également de résonateur et de générateur d'impulsions dans la technologie moderne. Il est donc facile de concevoir qu'ils produisent une résonance dans le tissu conjonctif de l'homme et dans son système énergétique ténu ; et qu'ils soient capables de transmettre des impulsions qui sont matérialisées par le corps sur le plan matériel via les glandes et le système nerveux.

Les dernières découvertes provenant de la recherche sur les «biophotons» nous expliquent comment fonctionne le processus dans notre corps au niveau cellulaire. On s'est aperçu que les cellules communiquent intensément entre elles au moyen d'infimes impulsions lumineuses et décident quelle tâche chacune doit entreprendre et comment elles doivent se comporter. Cela explique aussi les succès curatifs de la thérapie des couleurs, connue depuis plusieurs années. Ici intervient un autre paramètre, à savoir comment les pierres agissent sur l'homme.

La thérapie des couleurs n'a pas seulement été introduite dans les institutions psychiatriques et psychothérapiques, mais aussi de plus en plus dans les hôpitaux et les sanatoriums ; car on s'est rendu compte directement auprès des patients de l'effet produit par certaines couleurs qui recouvrent les murs. Ainsi les couleurs froides comme le bleu, le violet et le vert ont un effet apaisant, calmant et relaxant ; alors que les couleurs flamboyantes comme le jaune, l'orange et le rouge sont vivifiantes, stimulantes, toniques. Une pièce peinte en rose donne un sentiment de sécurité, l'impression d'être accepté et aimé ; par contre les murs blancs élargissent l'esprit, le laissent serein et sont favorables à la méditation.

Ce sont exactement les effets de ces différentes couleurs que j'ai pu observer sur les hommes dans leurs rapports avec les pierres précieuses aux teintes diverses ; et cette influence était encore bien plus intense avec les pierres qui agissent sur les trois niveaux de l'être.

Je me suis aperçu que les pierres opaques comme le jaspe ou la turquoise agissent principalement sur le plan physique ; alors que les pierres translucides et laiteuses contribuent, dans le domaine émotionnel, à l'harmonie de l'âme. Les pierres transparentes, par contre, exercent une influence directe sur l'esprit, les structures de la pensée, les souvenirs et la prise de conscience. Mais il faut se garder d'établir un cloisonnement strict, car les passerelles sont flottantes et les processus du corps, de l'âme et de l'esprit interagissent, chaque individu étant déterminé différemment dans ses perceptions prioritaires.

Ainsi les personnes qui ont une orientation plutôt corporelle ressentent la pierre d'abord physiquement, par la chaleur, les picotements ; d'autres qui ont l'habitude de faire attention à leurs sensations la perçoivent au niveau émotionnel, ils se sentent peut-être plus détendus, plus décontractés, moins anxieux ou moins déprimés ; les cérébraux, quant à eux, observent une modification de leur manière de penser ou de leurs structures mentales, comme par exemple la diminution de pensées négatives, l'augmentation d'images internes positives, l'émergence d'un idéal spirituel ou de projets d'avenir.

Mais les limites entre les différentes catégories sont floues et celui qui, dans sa pratique, prête une attention minutieuse à l'effet des pierres de soin percevra des transformations aux trois niveaux de l'être. Cependant deux pierres différentes agissent très rarement de façon identique, même si elles ont la même couleur ; en effet, d'autres paramètres entrent en ligne de compte, comme par exemple les inclusions de minéraux ou des maillages cristallins dissemblables.

Je voudrais finalement préciser que l'impact des diverses pierres dépend aussi de leur genèse et de l'«estampille énergétique» dont, en quelque sorte, elles ont été frappées au cours de leur histoire. Les hommes sont marqués de façon décisive, dans leur comportement, par les expériences précoces vécues dans le ventre de leur mère et durant leur enfance. De même, les pierres agissent différemment si elles sont originaires du magma – donc proviennent d'une activité volcanique souterraine – ou d'origine sédimentaire – c'est-à-dire formées dans des couches de marnes, roches, sable ou métallifères – ou encore si elles ont subi des métamorphoses. Mais cela nécessiterait des connaissances spécialisées en géologie si nous voulions poursuivre dans cette voie ; sans une étude approfondie, cela n'aiderait personne à trouver la pierre qui lui convient. Voilà pourquoi ce livre se focalise sur des éléments qui peuvent trouver une application pratique.

Système de correspondance des pierres de soin

◆ *Correspondances entre les pierres précieuses et les signes du zodiaque* ◆

Je rencontre sans cesse des gens qui ont lu quelque chose sur une prétendue correspondance entre les signes du zodiaque et les pierres précieuses et sont fermement convaincus de devoir acquérir et porter la pierre affectée à leur signe. C'est une démarche totalement erronée, voire superficielle, que je déconseille vivement. Je vais en exposer plus précisément les raisons ci-dessous.

Au cours de mes travaux sur les pierres, j'ai souvent constaté dans la littérature spécialisée que les correspondances entre les signes astrologiques et les pierres précieuses diffèrent profondément d'un auteur à l'autre. Dans l'astrologie indienne, on trouve d'autres pierres que dans l'astrologie européenne ; dans l'Egypte ancienne, on cite encore d'autres pierres précieuses que celles apparaissant dans le système indien. Bien des gens ignorent que chaque système astrologique est basé sur une méthode de calcul différente, ce qui crée de grandes variations. Je suis moi-même Vierge selon l'astrologie européenne classique, mais je suis Lion selon l'astrologie indienne, car elle ne tient pas compte de certains décalages temporels. Il faudrait aussi se souvenir de ceci : tous les systèmes astrologiques existant sur la terre ont vu le jour à différentes périodes, dans des cultures très diverses et sur des continents variés ; il n'est donc pas surprenant qu'ils se soient développés différemment, d'autant qu'ils s'inscrivaient dans le contexte philosophique et religieux de l'époque. Voilà pourquoi nous ne pouvons pas choisir un système au hasard, simplement parce qu'il nous plaît, et le transposer sur le signe du zodiaque que nous tenons de l'astrologie européenne.

De plus il faut garder à l'esprit que dans les divers pays où sont nés les systèmes astrologiques, seules quelques pierres précieuses étaient connues ou disponibles à ce moment-là et variaient d'un continent à l'autre. On leur donnait aussi d'autres noms, dont la traduction actuelle désigne d'autres pierres que dans ces temps anciens.

Mais le facteur déterminant qui justifie pourquoi la correspondance entre les pierres précieuses et les signes du zodiaque n'a pas de sens quand on veut utiliser la pierre à des fins thérapeutiques, est que la pierre n'est pas faite pour ça ! Lorsqu'on trouve dans les affectations astrologiques des noms de pierres précieuses accolés à chaque signe du zodiaque, c'est pour mettre en relief un symbole, établir une connexion entre des structures fondamentales qui se correspondent. On veut stimuler la pensée associative et intuitive des astrologues en leur indiquant qu'une certaine pierre possède des attributs vibratoires ou une constellation énergétique analogues au signe du zodiaque auquel elle est affectée. Cela ne veut pas dire qu'une personne de ce signe doit porter cette pierre ! Cela ne ferait que renforcer et exacerber le caractère et les tendances propres à son signe solaire, ce qui n'est nullement le but recherché.

J'ai lu récemment une classification astrologique moderne soi-disant celtique, où chaque signe du zodiaque se voyait attribuer un certain arbre censé avoir avec lui une correspondance énergétique. Il ne viendrait cependant à l'esprit de personne de manger le feuillage de cet arbre ou de boire des litres de tisane concoctée avec ses feuilles ou ses fleurs – bien qu'un grand nombre d'entre eux figurent parmi les plantes médicinales (par exemple le tilleul). Je n'arrive pas à comprendre pourquoi tant de personnes, dans un accès de superstition profane, s'imaginent pouvoir se débarrasser de leurs problèmes et de leurs maladies en portant la pierre correspondant à leur signe solaire.

Pour faire sentir le plus simplement du monde à ces gens-là combien leur démarche est superficielle, je leur pose toujours la même petite question : «Croyez-vous qu'un Sagittaire souffrant d'un rhume ait besoin de la même pierre qu'un Sagittaire atteint d'un cancer ou qu'un Sagittaire dépressif ?». La plupart d'entre eux arrivent à saisir rapidement que ces correspondances-là ne sont guère indiquées à des fins thérapeutiques et qu'il est nécessaire de se pencher sérieusement sur la question de la pierre de soin si l'on a vraiment l'intention d'effectuer un travail en profondeur sur sa santé et son bien-être psychique et physique.

Dans un souci d'intégrité, je dois encore signaler que l'astrologie indienne constitue une exception et a étudié les applications pratiques des pierres de soin, car elle a été intégrée dans le système de santé total vieux de plusieurs millénaires, l'Ayurvéda. Là, les pierres sont utilisées de façon ciblée à des fins thérapeutiques et il faut les passer à certains doigts qui correspondent chacun à une planète. Si par exemple un astrologue découvre en lisant l'horoscope qu'une planète est «brûlée» - c'est-à-dire se trouve trop près du soleil et subit alors des interférences énergétiques - il conseille, pour rétablir l'équilibre énergétique interne, de porter au doigt correspondant la pierre affectée à la planète afin de renforcer l'énergie de cette dernière.

Pour l'homme d'aujourd'hui, avec ses montagnes de problèmes et de maladies, ce système est cependant bien loin d'offrir des solutions praticables et suffisamment diversifiées dans le cadre d'un système de soins basé sur les pierres de santé ; en effet, il se limite à l'utilisation d'une dizaine de pierres précieuses connues autrefois et à leurs relations avec l'énergie émanant des planètes de notre système solaire. L'astrologie indienne n'en a pas non plus la prétention, car l'Ayurvéda met en œuvre un autre dispositif médical pour le traitement des maladies et afflictions spécifiques : plus d'une centaine de plantes et minéraux tels les pierres précieuses pulvérisées entrent dans la composition de pilules et préparations individuelles qui sont remises au patient après un diagnostic minutieux.

Je voudrais enfin insister sur le fait que les affectations actuelles des pierres aux signes astrologiques n'ont rien à voir avec leurs facultés thérapeutiques. Elles sont davantage destinées à favoriser la faculté de reconnaître, par le biais de la réflexion méditative, les ressemblances énergétiques entre certaines pierres et les signes correspondants. Au cours de cette méditation, on apprendra à penser par analogie (ce qui est très important pour un bon astrologue) et à avoir une meilleure compréhension intuitive du système pratiqué. Mais si le travail devait se limiter aux douze pierres correspondant aux douze planètes, cela ressemblerait un peu à l'action d'un dentiste qui utiliserait seulement le marteau et le burin de l'âge de pierre ; alors qu'aujourd'hui il a à sa disposition un vaste choix d'instruments pour réaliser les travaux les plus difficiles.

Nous connaissons aujourd'hui environ cinq mille minéraux dans le monde, dont plus de cent sont utilisés en tant que pierres de soin. Pour ne créer aucune confusion et diffuser auprès du novice un savoir qu'il pourra mettre en pratique, je me limiterai dans cet ouvrage à l'étude des pierres de santé les plus puissantes et des pierres précieuses disponibles dans le commerce que l'on peut en général se procurer très facilement.

Les sept principaux centres énergétiques du corps (chakras) et leurs correspondances avec les couleurs et les pierres précieuses

Les connaissances sur les centres énergétiques subtils du corps humain nous viennent de l'espace culturel asiatique, où l'on se consacre à l'étude de ces phénomènes depuis des millénaires. C'est en particulier dans le sous-continent indien que le savoir sur les sept centres d'énergie que l'on nomme chakras («roues» en sanscrit) s'est le plus développé. Dans leurs visualisations mentales, les yogis les percevaient comme des tourbillons de lumière colorée ressemblant à des roues en rotation. En occident, on a d'abord été très sceptique vis-à-vis de ces déclarations «ésotériques» ; mais, depuis, la recherche médicale a confirmé et étayé de plus en plus le savoir sur les chakras et l'on observe toujours davantage de parallèles avec les connaissances scientifiques.

Ainsi, dans les zones où on localise traditionnellement le siège des sept chakras, se trouvent justement les sept glandes principales. Les recherches les plus récentes nous conduisent de plus en plus à penser que tous les processus vitaux sont déterminés précisément par ces glandes qui sécrètent les hormones. Toutes nos émotions, nos états physiques et psychiques, les processus de vieillissement et de croissance, la libido, le système immunitaire, les fonctions digestives, le cœur, tout le fonctionnement de notre organisme dépend de nos sécrétions hormonales. Ce que nous appelons la santé est conditionnée par des interactions harmonieuses et extrêmement complexes entre nos principales glandes. Si l'une d'elles est perturbée et sécrète trop ou trop peu d'hormones, cela peut entraîner à terme des troubles sévères, aussi bien physiques que psychiques, qui ont des répercussions sur notre vie, dans tous les domaines. Ceci confirme l'immense importance de ces centres d'énergie que les vieux sages, en Inde, connaissaient depuis longtemps sans disposer d'un vaste bagage scientifique.

À l'heure actuelle, il est primordial d'aborder cette thématique avec une attention redoublée car la société industrielle moderne nous «bombarde» tous les jours avec de véritables cocktails d'hormones. Ces derniers perturbent sensiblement les interactions équilibrées des hormones produites par notre corps et peuvent provoquer de multiples indispositions ou des maladies dont on parvient rarement à discerner les causes. Ainsi, nous absorbons une grande quantité d'hormones au cours de nos repas, particulièrement en mangeant de la viande, car les animaux en reçoivent pour accélérer leur processus de croissance. Les résidus de pesticides, fongicides et herbicides se sont révélés être des agents perturbateurs de notre production hormonale. On trouve même dans l'eau potable des résidus de produits pharmaceutiques et des hormones féminines que nos stations d'épuration actuelles ne savent pas filtrer.

Rien qu'en prenant la pilule, de nombreuses femmes influent pendant des années sur la gestion de leurs propres hormones, dans la mesure où leur corps est trompé par une fausse grossesse ; ces hormones aboutissent ensuite dans les canalisations des eaux usées et rejoignent le cycle naturel de l'eau. Les cosmétiques, les crèmes, les shampoings et les produits d'entretien contiennent souvent des hormones ou des substances qui ont une influence sur la gestion de nos hormones. Des recherches scientifiques mettent les conséquences en évidence : de plus en plus d'espèces végétales et animales disparaissent, car le déséquilibre hormonal entraîne la stérilité ou perturbe le comportement reproducteur.

Dans la société occidentale, les couples se plaignent toujours davantage de ne pas avoir d'enfant et les médecins constatent qu'un pourcentage croissant de spermatozoïdes est infécond. Les dysfonctionnements de la thyroïde, du pancréas, des reins (glande surrénale) ainsi que le diabète ont connu une montée en flèche ces dernières années. La dépression touche de plus en plus de monde ; et les épidémies de grippe sévissant de plus en plus souvent à travers des régions entières témoignent de l'affaiblissement du système immunitaire.

Il ressort de ces quelques exemples combien il est important, surtout à l'époque actuelle, d'avoir un système endocrinien robuste, sain, fonctionnant harmonieusement et naturellement équilibré. C'est précisément là-dessus que les yogis indiens insistent depuis des lustres en nous révélant dans leur langage fleuri qu'une santé robuste, une longue vie et une sérénité intérieure sont fonction de l'interaction harmonieuse des chakras, de leur luminosité et de leur rotation régulière. À chaque chakra est affectée une couleur différente qui doit naturellement émaner de lui et que les clairvoyants sont capables de percevoir. En somme, une personne équilibrée et en bonne santé devrait avoir un rayonnement énergétique semblable aux couleurs de l'arc-en-ciel.

L'absence de couleur d'un chakra ou son atténuation pourrait donc être interprétée comme un fonctionnement au ralenti de la glande correspondante, alors qu'une couleur saturée révélerait une suractivité. Par conséquent, il devrait être possible de déclencher une stimulation et une stabilisation énergétique du chakra en l'irradiant de la couleur convenable. Ce qui, par l'intermédiaire des glandes, aurait un effet d'harmonisation sur les zones concernées et contribuerait à une meilleure santé. En fait, j'ai pu observer cela de façon évidente durant de longues années, et ma pratique des pierres précieuses me l'a toujours confirmé.

Lorsque j'ai commencé, il y a quinze ans, à rechercher les vertus curatives des pierres précieuses, j'avais l'impression de ne pas pouvoir m'appuyer sur une base théorique suffisante, et j'ai dû commencer par avancer de manière empirique. Alors, au cours de mes séances, je disposais toutes les pierres précieuses et tous les minéraux disponibles à côté de moi et procédais tout d'abord à un test radiesthésique avec un pendule pour déterminer quelles pierres devaient être posées sur le participant. La plupart du temps j'en trouvais de cinq à quinze, selon les besoins. Ensuite je promenais le pendule de la tête aux pieds de la personne allongée en tenant une pierre dans l'autre main et testais le champ énergétique dans le domaine duquel la pierre devait être posée.

Comme j'étais sans prévention et n'avais aucune attente spéciale, ce test fonctionnait extrêmement bien et fournissait des résultats clairs et concrets. Les participants très étonnés ressentaient souvent physiquement sur quelle partie de leur corps la pierre voulait aller, et c'est justement à cet endroit-là que je l'appliquais quelques secondes plus tard.

A chaque séance de pose, des modèles se mettaient en place, adaptés exactement aux problématiques individuelles, et bientôt une image complète se dégageait, parlant une langue explicite, révélant où se trouvaient les zones altérées, les blocages et les points faibles de la personne, et quelle pierre apporterait l'aide la plus efficace à cet endroit. Après quelques séances, je découvrais avec stupéfaction que les pierres confirmaient en tous points le système des chakras décrit plus haut et leur relation entre la santé et la maladie. Car j'avais remarqué, durant toutes ces séances de poses et de tests, qu'environ quatre-vingt pour cent des pierres favorisant la guérison arrivaient sur la région corporelle correspondant à leur couleur. Les pierres orange parvenaient dans la zone ombilicale à laquelle est affectée effectivement la couleur orange, les pierres bleu clair sur le chakra de la gorge auquel est attribué la couleur bleu ciel, et ainsi de suite. C'était étonnant, cela ne validait pas seulement l'enseignement des chakras, mais me montrait aussi que la plupart des dérangements ou maladies étaient liés à une faiblesse ou à une carence énergétique de la zone concernée qui, avec le temps, affaiblissait la glande correspondante et l'empêchait de fonctionner convenablement.

Le rayonnement de la couleur caractéristique associée à l'efficacité spécifique de la pierre semblait avoir un effet extrêmement vivifiant et bienfaisant sur l'état général de la personne. Seulement vingt pour cent des pierres appliquées au cours du test ne parvenaient pas sur leur chakra correspondant, mais généralement plus haut ou plus bas. Cela m'indiquait, soit que le centre d'énergie voisin créait des interférences énergétiques avec ce chakra, donc témoignait d'une suractivité de la glande voisine ; soit tout simplement ne coopérait plus harmonieusement avec les autres, car la communication naturelle entre ces deux glandes étant perturbée, elles ne s'accordaient plus pour sécréter les hormones en toute harmonie.

Il était également intéressant de constater que les pierres se plaçaient exactement sur l'axe médian du corps, là où on localise traditionnellement les chakras. Seulement dans vingt pour cent des cas environ le pendule oscillait fortement lorsque la pierre devait être positionnée à la même hauteur, mais décalée soit sur la moitié gauche, soit sur la moitié droite du corps. Dans la plupart des cas, il s'agissait d'organes doubles (poumons, reins, organes sexuels) ou placés latéralement comme le foie ou la rate, si bien que la pierre était posée exactement sur l'organe.

J'ai trouvé ainsi un système de correspondances qui peut s'appliquer dans la pratique à des cas concrets et j'ai acquis des certitudes. Toutes les personnes «traitées» éprouvaient pendant que j'appliquais les pierres un sentiment de bien-être, d'harmonie et d'équilibre. Elles furent nombreuses à me raconter les jours suivants que des réactions de guérison étaient intervenues chez elles. Voilà pourquoi je conseille à chacun de se familiariser en premier lieu avec l'emplacement des chakras et leurs couleurs correspondantes car il faut très vite apprendre cela ; ceci fait, on a alors la possibilité de coordonner, selon leur couleur, les pierres précieuses inconnues aux parties du corps auxquelles elles conviennent naturellement et où elles pourront avoir une action curative ; c'est donc là qu'il faudra les placer en priorité.

Je traiterai plus loin dans ce livre les cas faisant exception et les lois énergétiques qui les régissent. Mais d'abord je vais présenter rapidement chacun des chakras et les pierres qui leur correspondent par nature, pour donner au lecteur une vue d'ensemble simple mais systématique avant d'aborder les différentes sortes de bijoux. Pour des raisons de place et de clarté, je ne peux fournir ici que des indications succinctes sur les chakras et invite le lecteur qui s'intéresserait particulièrement à cette question à se reporter à la littérature spécialisée.

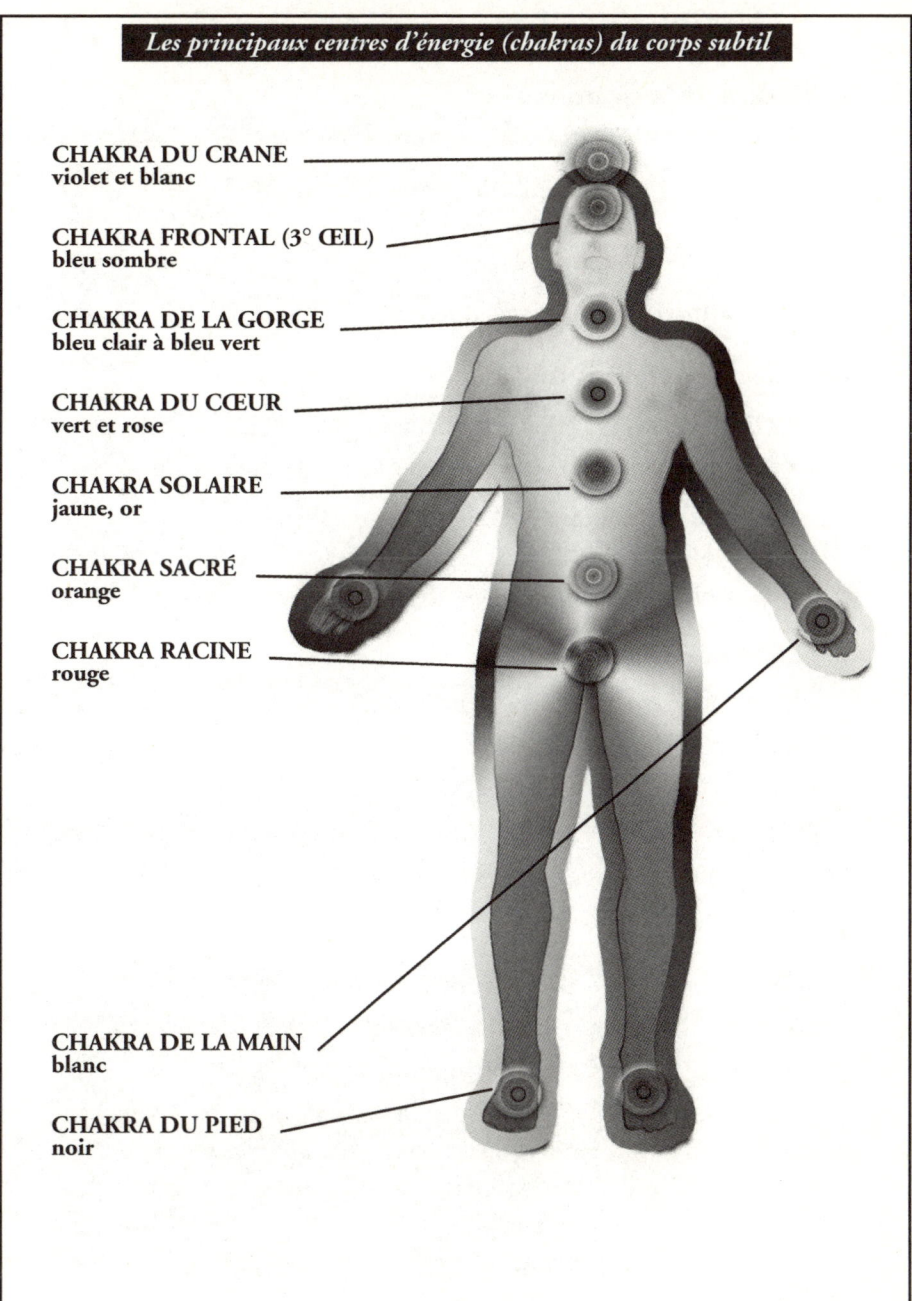

Les principaux centres d'énergie (chakras) du corps subtil

CHAKRA DU CRANE
violet et blanc

CHAKRA FRONTAL (3° ŒIL)
bleu sombre

CHAKRA DE LA GORGE
bleu clair à bleu vert

CHAKRA DU CŒUR
vert et rose

CHAKRA SOLAIRE
jaune, or

CHAKRA SACRÉ
orange

CHAKRA RACINE
rouge

CHAKRA DE LA MAIN
blanc

CHAKRA DU PIED
noir

Tableau synoptique des chakras

1) Chakra de la couronne

Situation	*Fontanelle, sur le sommet du crâne, au centre*
Couleur	*Violet*
Glande	*Hypophyse*
Principales pierres de soin	*Améthyste, alexandrite, sugilite, fluorite violette, kunsite violette*

2) Chakra frontal (3° œil)

Situation	*Milieu du front*
Couleur	*Bleu foncé*
Glande	*Épiphyse*
Principales pierres de soin	*Lapis-lazuli, saphir, spectrolite, tourmaline bleue, azurite, tanzanite*

3) Chakra de la gorge

Situation	*Milieu du cou / gorge*
Couleur	*Bleu ciel, bleu clair*
Glande	*Thyroïde*
Principales pierres de soin	*Aigue-marine, calcédoine, topaze bleue, pierre de lune, turquoise, chrysocolle, quartz bleu*

4) Chakra du cœur

Situation	*Milieu de la cage thoracique*
Couleur	*Vert et rose*
Glande	*Thymus*
Principales pierres de soin	*Malachite, émeraude, dioptase (ou kirghicite), aventurine, péridot (ou olivine) tourmaline rose ou verte, rhodochrosite, hiddenite, moldavite, quartz rose, rubis rose, corail, apophyllite, héma-tite, rhodonite*

5) Chakra solaire

Situation	*Hauteur de l'estomac, zone du plexus solaire*
Couleur	*Jaune à or*

Glande	Pancréas
Principales pierres de soin	*Topaze jaune, citrine, ambre, saphir jaune, aigue-marine jaune, rutile jaune, marcassite, œil de tigre*

6) Chakra sacré

Situation	*Bas-ventre, zone au-dessous du nombril*
Couleur	*Orange à marron*
Glande	*Glandes surrénales*
Principales pierres de soin	*Citrine foncée, ambre foncé, opale orange, jaspe léopard, cornaline (agate orange)*

7) Chakra racine

Situation	*Zone du périnée, entre les parties génitales et l'anus*
Couleur	*Rouge*
Glande	*Ovaires ou testicules*
Principales pierres de soin	*Opale rouge, rubis, grenat, corail, jaspe*

8) Chakra de la main

Situation	*Centre de la paume de la main*
Couleur	*Blanc*
Principales pierres de soin	*Cristal de roche, diamant, apophyllite blanche, danburite, calcite blanc*

9) Chakra du pied

Situation	*Milieu de la voûte plantaire*
Couleur	*Noir*
Principales pierres de soin	*Onyx noir, pierre de Saint-Vincent, corail noir, hématite, opale noire, obsidienne, quartz fumé*

Comme nous pouvons le remarquer dans le tableau ci-dessus, toutes les pierres violette sont associées au chakra supérieur situé sur le sommet du crâne ; elles sont donc fondamentalement bénéfiques contre tous les

problèmes mentaux, maladies ou suites d'accidents de la tête et particulièrement du cerveau. Mais comme le violet est la couleur de la transformation qui amène des processus de changements et de rétablissement, toutes
les pierres violettes peuvent être utilisées sur toutes les autres parties du
corps pour ouvrir la voie à la guérison, dénouer des blocages énergétiques
anciens. Il se comporte exactement de la même façon avec toutes les autres
couleurs et toutes les autres pierres.

Les pierres bleu foncé appliquées sur le front ou les yeux ont un effet
relaxant, rafraîchissant, calmant et éclaircissent l'esprit ; elles peuvent intervenir sur d'autres parties du corps pour absorber un trop-plein d'énergie,
relaxer, soulager des inflammations, et laisser agir l'intelligence cellulaire
du corps. Il se comporte de la même manière avec les couleurs bleu ciel
parce que, affectées au chakra de la gorge qui est le centre énergétique de
l'expression, elles aident l'énergie vitale à s'exprimer et activent un processus d'auto-guérison grâce à leur effet relaxant et anti-inflammatoire.

Les couleurs du chakra du cœur – le vert et le rose – sont le plus souvent mises en œuvre dans la zone du cœur et des poumons, dans la région
des émotions. Les pierres vertes et roses sont les meilleurs remèdes contre
toutes sortes d'émotions déstabilisantes ou traumatisantes mais peuvent
aussi être très efficaces sur d'autres parties du corps. Comme les émotions
et les nerfs sont intimement liés, il n'est guère étonnant que les pierres
vertes, par exemple, agissent sur le nerf sciatique ou sur les organes doubles
comme les reins ou les ovaires où se répercutent souvent sous forme psychosomatique les problèmes sentimentaux et relationnels. Le vert est aussi
la couleur antipoison et peut intervenir sur le foie/la bile et les articulations
lorsque les toxines accumulées génèrent des problèmes ou des douleurs.

Les pierres roses sont les pierres du cœur, de l'amour et de la sécurité mais ne doivent pas être réservées à la région du cœur. Elles peuvent aussi démontrer une efficacité optimale sur d'autres parties du corps, là où on ne s'accepte pas, où manque l'amour de soi, où on s'est négligé, lorsqu'on se sent surmené ou malmené, que les énergies sont bloquées par des peurs inconscientes.

Les pierres jaunes et dorées ont un effet très sain et régénèrent tous les organes situés dans la région du plexus solaire : l'estomac, le foie, l'intestin grêle et le pancréas. Grâce à leur couleur aussi chaude, vivifiante et dynamique que le soleil, elles renforcent la conscience de soi, la volonté et l'optimisme. Elles peuvent donc aussi être efficaces à d'autres endroits du corps, là où ces qualités sont nécessaires.

Il en est de même avec les pierres orangées associées à l'intestin et à l'appareil digestif. Elles sont très efficaces pour toutes sortes de problèmes d'intestin et de métabolisme. Si on ne «digère» pas un choc émotionnel, il se peut très bien que l'on ait besoin de couleurs orangées ou dorées dans la région du cœur ou dans d'autres zones où le métabolisme cellulaire est perturbé.

Ce sont les pierres rouges qui ouvrent les plus vastes perspectives aux multiples utilisations d'une couleur car elles sont dédiées au chakra sacré ou sexuel. Le rouge est force vitale originelle, énergie flamboyante, dont l'expression biologique initiale est la puissance sexuelle et la chaleur du corps. Les pierres rouges sont donc très souvent utilisées contre toutes sortes de troubles des organes génitaux ; mais également dans le cas de faiblesse cardiaque, d'épuisement ou de tension trop basse lorsqu'il s'agit de remédier à une force vitale ou à une circulation sanguine insuffisantes.

Les centres d'énergie des mains et des pieds

En dehors des principaux chakras situés sur l'axe médian du corps, il existe des chakras secondaires importants aux mains et aux pieds. Du point de vue énergétique, il faut considérer ceci : l'énergie cosmique et le souffle de l'esprit pénètrent en l'homme par le sommet de la tête ; puisque la tête et les cheveux fonctionnent comme des antennes pour capter les énergies subtiles, ils alimentent et approvisionnent tous les chakras en énergie lumineuse (photons) et propagent la conscience à tous les niveaux. Mais comme, d'autre part, l'homme est une passerelle et un élément de liaison entre deux pôles - à savoir le ciel/cosmos et la terre - il reçoit aussi par les pieds de l'énergie vitale électromagnétique en provenance de la terre qui est acheminée dans le corps et vers tous les chakras. Considéré sous l'angle de l'énergie, l'homme est en quelque sorte le creuset alchimique où se mêlent l'énergie cosmique et l'énergie terrestre.

La terre (la matière) se voit attribuer comme il se doit la couleur noire qui, dans notre culture, a été diabolisée bien mal à propos au cours des siècles précédents. En effet, le noir est tout simplement la couleur de l'énergie terrestre ; elle est absorbée par la plante des pieds et maintient le corps en vie. Voilà pourquoi elle correspond au chakra du pied alors que le blanc est la couleur du chakra de la main.

Le blanc est aussi la couleur de l'esprit et de l'énergie mentale, il représente la somme de toutes les autres couleurs. C'est avec raison qu'il est assigné aux chakras des mains si l'on songe que de nombreux guérisseurs soignent par imposition des mains en canalisant l'énergie subtile. Par conséquent, toutes les pierres noires correspondent aux chakras des pieds et toutes les pierres blanches aux chakras des mains. Les pierres noires enracinent, stimulent la circulation du sang, tonifient, alors que les pierres blanches spiritualisent, génèrent la clarté et un état d'esprit pacifié, ont un effet purificateur sur le corps, l'esprit et l'âme.

Malgré ces affectations, il arrive souvent, comme pour les autres pierres colorées, qu'elles interviennent sur des zones corporelles bien différentes. C'est ainsi que l'on pourra très bien appliquer les pierres noires non seulement sur les pieds froids mais aussi sur les mains froides, ou sur d'autres parties du corps insuffisamment irriguées. Il en est de même pour les pierres blanches qui seront très utiles partout où la purification, la clarté, la spiritualisation et la prise de conscience s'avèrent nécessaires.

Purification énergétique des bijoux

Les bijoux doivent être purifiés énergétiquement plus souvent que les autres pierres de santé ; pour la simple raison qu'ils restent des journées entières au contact de la peau où a lieu un intense échange d'énergies. Voilà pourquoi il faut purifier tous les jours les bijoux que l'on porte tous les jours ! De préférence le soir, lorsqu'on les enlève. Comme l'utilisation de pierres de soin est une sorte de thérapie par l'excitation, telle l'homéopathie, il est recommandé d'ôter ses bijoux la nuit pour éviter la surexcitation et l'affaiblissement de ses propres capacités d'assimilation. Il peut aussi arriver que des pierres très stimulantes, qui insufflent énormément d'énergie (quartz, pierres rouges et noires), empêchent l'endormissement ou provoquent des troubles du sommeil.

Si l'on ressent au bout de quelques heures un poids sur la poitrine ou une certaine nervosité lorsque l'on porte des pendentifs ou des colliers, c'est le signe qu'il faut les purifier, et cela peut arriver plusieurs fois par jour. Les bagues, boucles d'oreilles et bracelets peuvent occasionner de légères démangeaisons, un échauffement localisé ou une transpiration minime à leurs points de contact. Il est recommandé dans ces cas-là d'enlever les bijoux pour le reste de la journée, car certaines pierres précieuses sont si fortes qu'il suffit de les porter une heure ou deux par jour si l'on ne veut pas en être incommodé.

Comme le bijou se trouve dans le champ énergétique corporel de celui/celle qui le porte, cela équivaut à la double application d'une pierre de soin et peut se révéler suffisant. Les colliers de pierres ou les chaînes en métal avec pendentif se prêtent très facilement à plusieurs purifications quotidiennes. On les tient d'une main en les laissant pendre, et on les fait glisser entre les doigts refermés de l'autre main, comme si on les essuyait. Pour renforcer l'effet, il faut se frotter vigoureusement les mains jusqu'à ce qu'elles soient très chaudes afin de générer un champ électromagnétique plus puissant. On visualise ensuite le clair rayon d'une lumière blanche ou violette que l'on envoie sur le collier et on se concentre pour que ce rayon, tel un jet de sable décapant, élimine toutes les anciennes énergies négatives. Il n'est pas recommandé de nettoyer à l'eau les colliers de pierres, car cela fait gonfler le fil, et les arrêtes tranchantes des perforations pratiquées dans les perles ou les pierres finiraient un jour ou l'autre par le couper.

Par contre, les bijoux qui ne sont pas enfilés devraient être nettoyés de temps en temps sous l'eau courante pendant une à deux minutes, en complément. Ceci est très facile, il suffit de les maintenir brièvement sous le jet du robinet. Sinon, on peut purifier tous les bijoux en pratiquant un gommage énergétique manuel : après s'être frotté les mains, on pose le bijou dans une paume et on effectue avec l'autre main plusieurs mouvements de balayage au-dessus, en expirant puissamment de façon à projeter son souffle loin devant soi et en visualisant la lumière décrite plus haut.

Il faut écarter la purification par le sel de mer évoquée dans bien des ouvrages, car le sel ronge la surface de nombreuses pierres qu'il peut rendre mates à la longue ; de plus, le fait de jeter en permanence du sel à la poubelle représenterait une pollution supplémentaire de l'environnement. Pour compléter la purification, on peut par contre utiliser une autre méthode : déposer les bijoux dans une géode ou sur un bloc d'améthyste dont la lumière violette exerce un effet transformationnel. Si l'on se sert régulièrement de la géode d'améthyste pour purifier d'autres pierres, il faudra cependant la nettoyer de temps en temps sous l'eau courante en y adjoignant la visualisation du rayon lumineux.

Je ne suis pas en mesure d'affirmer que le gommage par une hématite ait un effet purificateur. Je pense qu'un aimant serait plus efficace, car l'hématite, même si elle contient du fer, ne dispose pas de propriétés magnétiques équivalentes.

L'exposition des bijoux ou des pierres de soin au clair de lune ou aux rayons du soleil n'est pas non plus un procédé de purification, quoi qu'en pensent bon nombre de personnes ; mais constitue une énergétisation naturelle des pierres qui ne remplace ni ne rend superflue une purification régulière. Celui ou celle qui souhaite se livrer à quelques méditations avec ses pierres et ses bijoux au clair de lune ou au soleil ne devrait pas exposer à la lumière toutes ses pierres sans discrimination, mais en fonction de l'énergie qui leur convient. Les pierres bleues, blanches et violettes se trouvent bien au clair de lune, alors que les rouges, orangées et dorées préfèrent le soleil. Les pierres vertes, en revanche, sont adaptées aussi bien au soleil qu'à la lune, car le vert est un mélange de lumière bleue et jaune.

Attention : héritage !

Au cours de mes séminaires ou de mes consultations, il arrive très souvent que des gens apportent de vieux bijoux et me les montrent en me demandant si les pierres sont véritables et s'il est bon pour eux de les porter. Je suis souvent très gêné lorsqu'on veut me glisser dans la main un bijou que je n'ai aucune envie de palper, car malgré la distance, je peux voir et ressentir que ces héritages anciens ne sont nullement purifiés et sont encore chargés d'éléments issus de maladies lointaines. Alors je commence par purifier le bijou, montre à son propriétaire comment il devra lui-même procéder à l'avenir et lui donne quelques explications.

Les pierres et les bijoux anciens portés longtemps ont presque toujours absorbé les énergies négatives et l'empreinte des maladies de leurs propriétaires et peuvent éventuellement les transmettre par rayonnement à celui ou celle qui les porte à nouveau. Je suis parvenu à cette conclusion au fur et à mesure de mes observations et j'ai vécu des événements incroyables qui ont confirmé l'existence de cette connexion. Il arrivait quelquefois, chez les femmes en particulier (les héritières des bijoux de leur mère ou grand-mère) qu'elles développaient des symptômes dont la cause demeurait non identifiée et résistaient à tous les traitements. Les troubles étaient en général interprétés comme une affection héréditaire, car la mère ou la grand-mère souffrait de la même maladie. J'ai donc tout d'abord testé avec un pendule la cause de ces troubles en sondant diverses possibilités, en premier lieu une origine chimique, puis une réaction psychosomatique et enfin des radiations telluriques dans la chambre à coucher, ou encore l'hérédité.

Mais rien n'était confirmé et le test s'avérait souvent très fastidieux jusqu'au moment où il me vint à l'esprit d'orienter mes recherches vers l'influence d'énergies étrangères. À partir de ce moment-là il ne fut plus très difficile de découvrir assez vite que c'était le bijou porté par la personne qui la rendait malade.

Dans tous les cas, il s'agissait de bijoux hérités, et souvent la mère ou la grand-mère était décédée de la maladie dont l'héritière éprouvait les symptômes ! Il n'y avait pour moi qu'une seule explication : par manque de purification régulière, les bijoux s'étaient effectivement imprégnés d'énergies et d'informations issues de la maladie dont ils irradiaient maintenant la nouvelle propriétaire et la rendaient malade. Dès que la personne retirait son bijou, le pendule n'oscillait plus lorsque je demandais si la cause de la maladie était d'origine étrangère. Aussi époustouflant que cela puisse paraître, ces femmes se régénéraient d'elles-mêmes en quelques semaines dès lors qu'elles ne portaient plus le bijou reçu en héritage, l'avaient intégralement purifié, et utilisaient exclusivement les pierres qui, selon le test, leur convenaient et devaient les soulager. Voilà pourquoi la prudence est de rigueur avec les héritages.

Quelquefois, ces bijoux se révèlent très récalcitrants lorsque l'on veut les purifier car ils sont profondément marqués par l'énergie d'une personne ; de plus leur énergie convient rarement à leur nouvelle propriétaire. En outre, il existe des pierres comme par exemple le corail, la turquoise ou la malachite qui, au cours des semaines, lorsqu'elles sont portées par des malades, changent de teinte ou perde leur couleur, ternissent ou s'assombrissent parce qu'elles s'imprègnent des toxines éliminées par la peau ; dans ce cas il est impossible de les purifier ou de leur rendre leurs caractéristiques d'origine.

Nous devrions nous instruire à ce sujet auprès des peuples anciens, encore à l'état de nature, qui ensevelissaient le défunt avec ses bijoux afin qu'ils accompagnent et protègent son âme lors du grand voyage. S'il s'agit de bijoux de grand prix, je vous conseille de les vendre après les avoir intégralement purifiés et d'investir l'argent dans quelque chose qui aurait fait plaisir au défunt ou dont il avait exprimé le souhait de son vivant.

Lorsque l'on veut entretenir le souvenir du disparu à travers ses bijoux, on peut aussi, selon la coutume d'autres peuples (Japon, Chine, etc.) ériger dans la maison un petit autel en sa mémoire orné de ses photos et bijoux personnels, gardiens de la vénération envers l'ancêtre qui nous a quitté. Bien des personnes ont perçu clairement que leur défunt les a assistés à plusieurs reprises avec prévenance et affection en leur servant de guide spirituel ou d'ange gardien.

Les bijoux protecteurs contre le rayonnement des écrans et ordinateurs

En observant certains jeunes gens, j'ai remarqué quelques parallèles qui m'ont donné à réfléchir. Ces jeunes gens furent soudain atteints d'un cancer sans cause manifeste. Les zones touchées par la maladie étaient en général situées dans le haut du corps et s'étendaient du visage à l'estomac. Lorsque j'examinais leurs conditions de vie et leur situation professionnelle, il s'est avéré à ma stupéfaction que la quasi-totalité des malades travaillaient dans le secteur informatique et lorsqu'ils étaient chez eux, restaient souvent devant un écran tard dans la nuit. Quelques-uns d'entre eux souffraient d'un cancer du sang, que de plus en plus de scientifiques soupçonnent être dû aux rayonnements. Serait-il possible que le cancer de ces jeunes gens ait été déclenché par un excès de rayonnement provenant des écrans ?

En fait, les régions atteintes se trouvaient presque toujours dans la moitié supérieure du corps, donc dans la zone tournée vers l'écran et lui faisant face, susceptible d'être soumise en priorité à un rayonnement éventuel. Mes suppositions furent confirmées lorsque le résultat du test m'indiqua, pour toutes ces personnes, que la pierre de soin destinée à les aider et à les protéger était une tourmaline noire à porter au niveau du thorax, et toujours avec la pointe naturelle du cristal orientée vers le bas (photo n° 12).

La tourmaline est une pierre extrêmement conductrice de toutes les énergies subtiles, caractéristique déjà suggérée par sa forme ; en effet, quand on l'observe attentivement, on s'aperçoit que les aiguilles du cristal ressemblent souvent à un faisceau de câbles électriques. J'avais fait aussi des expériences très positives avec la tourmaline lorsqu'il s'agissait de contrecarrer toutes sortes d'énergies étrangères qui contrariaient le champ énergétique corporel. Le noir est la couleur de la terre. Les pierres noires, en quelque sorte, «mettent le corps à la terre» et vivifient les zones faiblement irriguées par la circulation sanguine. Si l'on porte une tourmaline noire en pendentif avec la pointe dirigée vers le sol, elle conduit vers la terre toutes les énergies excédentaires ou déséquilibrées en les acheminant par le méridien maître qui passe par l'axe médian du corps. Ces personnes allaient mieux à partir du moment où elles portaient une tourmaline noire pendant qu'elles travaillaient devant l'ordinateur et réduisaient de façon drastique les heures passées face à l'écran, ou étaient contraintes d'abandonner cette activité en raison du stade avancé de leur maladie.

Lorsque j'ai exprimé cette supposition, il y a fort longtemps au cours d'un séminaire, j'ai été vivement pris à parti par un participant qui travaillait dans la production d'ordinateurs. Je lui ai expliqué que je ne présentais pas ces parallèles comme des faits, mais souhaitais seulement impulser une réflexion. Un peu radouci, il me concéda que son entreprise travaillait à réduire le rayonnement des écrans !

Mon intention à ce sujet n'est nullement de diaboliser la technique moderne. Mais nous devrions prendre conscience qu'en cette période de développements technologiques fulgurants, un bon nombre d'effets secondaires n'ont pas encore été étudiés à fond ou ne peuvent pas être immédiatement pris en compte. Il est possible qu'avec le temps, les appareils issus de la technologie induisent le surmenage accru des zones corporelles particulièrement sensibles et que ces dernières réagissent en conséquence.

Celui qui désire se prémunir de ces effets tout en étant contraint par sa profession de travailler devant un écran, ne devrait pas s'angoisser ; mais, lorsqu'il travaille, porter simplement une tourmaline noire en pendentif ou en poser une de plus grande taille sur son bureau, entre lui et l'écran.

Choisir le métal adapté

Lorsque l'on veut acquérir une pierre précieuse ou en faire enchâsser une, le choix du métal et la monture revêtent une importance majeure si l'on veut obtenir une réaction et une efficacité optimale de la pierre. Pour tous les types de montures et quel que soit le bijou – bague, broche, boucles d'oreilles ou pendentif – il est fondamental de veiller à ce que la pierre soit seulement entourée d'une bande de métal et que la face tournée vers le corps ne soit pas recouverte d'une plaque épaisse. Cela pourrait diminuer le rayonnement de la pierre et empêcher en partie les échanges énergétiques entre la peau et le minéral. Mais si l'on tombe amoureux d'un bijou ou si l'on en reçoit un en cadeau dont la monture ne convient pas, il n'est pas très onéreux de faire retirer la plaque métallique par un joaillier. La pierre pourra ainsi déployer toute son efficacité.

Si l'on porte en pendentif une pierre précieuse ou un cristal de quartz brut, il faudra veiller à ce qu'aucune des extrémités du cristal ne soit recouverte d'un capuchon pour ne pas perturber le flux énergétique qui circule dans le sens longitudinal des aiguilles. L'énergie captive fait très souvent éclater la pierre ou la pousse hors de sa monture. Les montures idéales sont simplement constituées d'un anneau relié par un fil métallique en arc de cercle au-dessus de l'extrémité du cristal ; en outre, elles sont à un prix avantageux. Elles n'entravent pas le flux énergétique, elles laissent pendre le cristal verticalement par son axe médian, orienté vers le bas dans la direction du méridien maintenu droit.

En général, lorsque se pose la question du métal adapté, il s'agit de choisir entre l'or ou l'argent. Les métaux d'exception, comme le platine ou le titane, sont trop onéreux et peu en rapport avec le prix de la pierre. Il faut se rendre compte d'une chose : il existe deux types fondamentaux : l'or et l'argent. Bien des gens s'aperçoivent à quel type de métal ils appartiennent au moment où ils développent une allergie à l'un des deux. Les allergies à l'or sont plus rares que celles à l'argent, mais j'en ai déjà rencontrées. Il arrive aussi que certaines personnes aient une aversion contre l'or. Toutefois, les allergies à l'argent peuvent être suscitées par certains composants inférieurs.

Pour comprendre ce qui se passe dans l'arrière-plan, il faut savoir que l'or et l'argent représentent deux pôles énergétiques : le soleil (l'or) et la lune (l'argent) – le yin et le yang selon la dénomination de la médecine chinoise. L'or est dynamisme, vie, ouverture, activité, conscience de soi, rayonnement, succès, expansion et correspond à la lumière dorée du soleil. L'argent en revanche est calme, méditation, sensibilité tournée vers soi, intuition, contemplation et s'accorde avec la lumière blanche de la lune.

L'or a donc un effet chaleureux, vivifiant, en relation avec le principe énergétique masculin, alors que l'argent produit plutôt un effet calmant, rafraîchissant en concordance avec le principe féminin. Chacun se sentira donc plus attiré par l'or ou par l'argent, selon sa tendance. J'ai constaté, il est vrai, que selon les statistiques, les hommes portent plus volontiers l'or et les femmes l'argent, ce n'est cependant pas une règle.

Si, dans le courant de la vie, on sait user de son énergie propre et faire face aux exigences de l'existence, on constatera que ses affinités avec l'or et l'argent peuvent varier au cours des années, selon la qualité d'énergie que l'on veut éprouver à tel ou tel moment. Si l'on vit une phase dynamique et créative, on se sentira plus proche de l'or ; si l'on se trouve dans une période plus calme, plus orientée vers la méditation, plus replié sur soi-même, l'argent aura peut-être plus d'attraits. Exercez-vous de temps en temps à ressentir avec quel métal votre énergie s'accorde le mieux à un moment donné.

Je conseille aux amateurs «inconditionnels» d'or ou d'argent de faire une expérience : essayez de porter une fois l'autre métal pour découvrir comment vous le ressentez ; quelquefois, les vibrations opposées peuvent favoriser de nouvelles expériences et laisser émerger quelque chose d'imprévu que l'on ne connaissait pas encore de soi.

Si nous voulons maîtriser notre vie, nous devons être capables de jouer avec les deux pôles énergétiques et apprendre à les mettre en œuvre consciemment. En général, on peut cependant dire ceci : lorsqu'on a une tendance à la mélancolie, au découragement, à l'indolence, il vaut mieux porter de l'or ; mais par contre, en cas de suractivité, d'irritabilité, d'agitation, de nervosité, l'argent aura un effet équilibrant.

L'or blanc est un alliage d'or et de différents métaux (comme par exemple le palladium) et, du point de vue énergétique, représente une synthèse, une moyenne entre les deux pôles.

Je dois encore préciser que les chiffres poinçonnés sur le bijou indiquent la pureté du métal. Argent à 925 signifie qu'il y a 925 parts d'argent pur dans 1000 parts. Or à 333 ou 750 désigne aussi une fraction pour mille. L'or à 24 carats est de l'or fin, pur à 100 %, mais n'est que rarement utilisé en joaillerie à cause de son manque de rigidité. Les bijoux de valeur en or sont fabriqués la plupart du temps avec de l'or à 18 carats (75 % d'or pur) plus dur et plus résistant que l'or fin grâce à l'adjonction d'autres métaux.

Attention :
pierres traitées !

Bien qu'au cours des quarante dernières années la science ait réussi à synthétiser la quasi-totalité des pierres précieuses, on peut acheter une pierre ou un bijou en confiance ; en effet il ne s'agira certainement pas d'une pierre synthétique, car elles sont essentiellement destinées aux applications techniques, optiques ou industrielles exigeant un degré de pureté très élevé qui implique un prix de revient équivalent ou même supérieur à celui des pierres précieuses naturelles.

Dans la branche de la joaillerie-bijouterie, on est maintenant revenu de l'idéal d'antan selon lequel la pierre devait être sans impureté (aucune inclusion ne devait être décelable à la loupe). On attache aujourd'hui davantage d'importance au caractère et à la nuance spécifique de la pierre ; en effet, un grand nombre d'entre elles gagnent en expressivité et originalité grâce à ces petites inclusions et excroissances naturelles qui, en outre, les rendent bien meilleur marché.

Mais aujourd'hui, le danger vient d'ailleurs : l'effet curatif des pierres peut s'inverser en son contraire si bien qu'elles peuvent même nuire à la santé. J'ai trouvé à ce sujet l'article suivant dans un quotidien de Stuttgart : «Des pierres précieuses radioactives ! – Les bijoux peuvent-ils rendre malades ? L'administration fédérale pour la protection contre les rayonnements nocifs tire la sonnette d'alarme : les pierres précieuses et semi-précieuses peuvent être radioactives ! Pourquoi ? Bon nombre de pierres coûteuses subissent des irradiations aux neutrons pour que leur couleur ait plus d'éclat ! Sont concernés en priorité : les diamants, topazes, tourmalines, rubis et perles.»

J'ai eu l'occasion de constater personnellement à quel point l'avertissement de l'administration fédérale pour la protection contre les rayonnements nocifs était le reflet de la situation actuelle, car je fus témoin d'un événement tragique dans le cercle de mes relations. Une femme atteinte d'un cancer de la thyroïde me demanda de lui conseiller une pierre susceptible de l'aider, car la médecine traditionnelle ayant renoncé à poursuivre la thérapie, elle cherchait désormais assistance auprès de la médecine alternative.

J'avais observé que l'aigue-marine sous forme de tour de cou procurait une amélioration notable dans les maladies et les cancers de la thyroïde, aussi recommandai-je à cette femme d'essayer un collier en aigue-marine à porter très court, au plus près de la thyroïde pour qu'il agisse sur cette glande. La dame suivit mon conseil, mais au lieu de s'améliorer, son état empira brusquement et la maladie eut le dessus.

Bien sûr, on ne peut pas s'attendre à ce que tout le monde réagisse avec la même vigueur à une quelconque méthode de soins naturels ou en guérisse ; mais la réaction inverse de la malade m'irrita au plus haut point et je priai l'une de ses parentes de me montrer le collier qu'elle avait porté. Je fus horrifié lorsque je m'aperçus qu'on lui avait vendu un collier en topaze bleue pour de l'aigue-marine. Car la topaze bleue, ainsi que me l'avait expliqué un grossiste, est extraite blanche en Afrique et devient bleue par irradiation radioactive. Normalement, on l'enfouit ensuite un an dans la terre pour la débarrasser de sa radioactivité, mais les exportateurs du pays ne sont pas disposés à attendre trop longtemps leur argent et la vendent dans un délai plus court, si bien que cette pierre conserve des restes de radioactivité.

Ce fut le cas pour le collier qui était devant moi, comme l'attestait mon test radiesthésique. En portant son collier, cette femme avait encore renforcé l'irradiation de sa thyroïde, ce qui au stade de sa maladie, l'avait précipitée dans la mort.

Ce genre d'accident ne cesse d'attiser ma colère, et cela aboutit souvent à des altercations avec les commerçants qui vendent des pierres traitées sans en souffler mot. Cette cupidité ne porte pas seulement préjudice à quelques individus, mais à l'ensemble de la profession, et la jeune lithothérapie sur le point d'éclore doucement pourrait cruellement en souffrir. Malheureusement, lorsque l'on est novice en la matière, il est difficile de se protéger contre ce genre de situation, à moins de consulter un minéralogiste pour qu'il teste la pierre au compteur Geiger.

Les joailliers installés depuis longtemps disposent souvent d'un stock de pierres très anciennes qui n'ont pas été traitées. Pourtant cela n'offre pas une sécurité totale. Je vous conseille donc ceci : si vous ne voulez pas courir le risque d'acheter des minéraux irradiés, choisissez des pierres de même efficacité mais qui, en raison de leur faible valeur marchande, ne valent pas la peine d'être traitées. Prenez un grenat à la place d'un rubis ou d'une tourmaline, préférez un cristal brut à une coûteuse pierre taillée. Les chineurs en particulier devront être attentifs, lorsqu'ils tomberont sur une magnifique pierre taillée proposée à un tarif défiant toute concurrence. Les pierres véritables, efficaces, qui sont restées naturelles, coûtent bien sûr un certain prix !

Dans les foires de minéraux, je vois sans cesse que du cristal de roche en provenance de l'Arkansas et traité aux rayons radioactifs est vendu très bon marché pour du quartz fumé. Ensuite les clients mal informés me reprochent avec véhémence de demander quatre fois plus pour du magnifique quartz fumé limpide et sombre, venant de Suisse. Pourtant cela se comprend, quand on sait qu'il existe très peu de véritable quartz fumé dans le monde et qu'il est donc très difficile d'en trouver de très bonne qualité pour le proposer à la vente. Les cristaux de quartz «fumé» américains traités aux rayons ne conviennent pas à un but curatif. Pris dans la main, ils dégagent une «agressivité» désagréable et peuvent éveiller des sensations déplaisantes d'angoisse, être ressentis comme menaçants ; ceci provient du choc subi par la pierre lorsqu'elle a été irradiée. On peut le reconnaître à son manque de transparence devant une lumière intense, aux stries de croissance d'un blanc laiteux, et évidemment au prix. Payer entre 30 et 100 euros pour une aiguille simple de quartz fumé parfait, limpide et sombre originaire de Suisse est tout à fait raisonnable. D'autres pierres falsifiées circulent sur le marché ; si elles sont teintées, elles ne sont pas forcément nocives pour la santé, mais il est quand même agaçant d'être trompé par des contrefaçons, car la pierre n'aura pas l'efficacité dont elle devrait normalement disposer.

Il en est ainsi pour le célèbre lapis-lazuli dont les qualités inférieures sont teintées en un bleu roi profond pour l'enjoliver et simuler une qualité supérieure. C'est pourquoi une participante à l'un de mes séminaires m'appela un jour pour se plaindre du prix exagéré de mes colliers en lapis-lazuli car elle en avait acheté un, soi disant de même qualité, dans un grand magasin pour le tiers de mon prix. Mais le lendemain elle s'est excusée car en se douchant avec sa nouvelle acquisition, elle ruisselait de gouttelettes bleues !

La turquoise si appréciée est également victime de manipulations multiples. Les résidus du taillage et les fragments de moindre qualité sont souvent pulvérisés, teintés par des procédés artificiels, comprimés avec des adjuvants chimiques puis coupés en tranches pour être employés dans la fabrication de divers bijoux comme les broches ou les bagues. Il manque à ces turquoises les veines naturelles sombres qui les traversent normalement ; elles se caractérisent par une couleur sombre et homogène et évidemment par un prix modique, guère normal pour une turquoise véritable. En outre, pour imiter les veines, on utilise de plus en plus souvent l'howlite, caillou blanc voisin de la turquoise par sa structure, qui est teint et vendu pour de la turquoise. Cette pierre, comme les débris de taillage compressés et teints, ne possède pas les vertus agréables et bienfaisantes de la turquoise véritable.

C'est l'agate qui détient le record de falsification des couleurs : elle est proposée en vert criard, bleu sombre, rose et violet, teintes issues en totalité de procédés chimiques, car ce minéral apparaît dans la nature uniquement en couleurs pastel, comme par exemple la calcédoine bleue.

Dans un souci de loyauté, je dois convenir que certaines pierres traitées conservent tout de même leur efficacité curative. Il s'agit de pierres dont on a modifié la couleur en les chauffant simplement dans un four à céramique, comme par exemple l'agate orange (cornaline) ou la citrine, générée à partir d'améthyste chauffée à très haute température. Comme le processus de chauffage à haute température reproduit un phénomène que l'on rencontre dans la nature (activité du magma) il demeure un des seuls traitements acceptable d'un point de vue énergétique.

En conclusion, je voudrais rappeler une règle de base applicable à toutes les pierres ou bijoux que l'on souhaite acheter et porter. Qu'une pierre ait été traitée ou non, elle peut avoir un effet négatif ou désagréable si elle n'est pas adaptée à celui/celle qui la porte et à sa condition énergétique personnelle. Il faut donc toujours effectuer auparavant un test radiesthésique à l'aide d'un pendule ou d'une baguette ou tester le muscle pour déterminer si la pierre sera salutaire à la santé, s'accorde avec la personne, et à quel endroit elle devra être portée. Cette précaution éliminera automatiquement les pierres traitées dangereuses si l'on ne repère pas la contrefaçon à l'œil nu, car le champ énergétique personnel réagit toujours clairement au test.

Symbolique spirituelle des bijoux

À côté des lois énergétiques agissantes, des effets spécifiques des multiples pierres de santé et métaux mis en oeuvre, il existe une troisième composante qui s'est glissée depuis la nuit des temps dans la fabrication des bijoux et dont on doit tenir compte lorsqu'on en porte. Il s'agit du rayonnement des symboles ancestraux et signes magiques adoptés depuis des millénaires par certains cercles culturels et groupements religieux auxquels ils sont intimement liés. Il faut bien comprendre que ces signes et symboles anciens portent en eux une charge magique ; ils ont été imprégnés d'énergie par le fait que des millions de gens les ont rattachés pendant des siècles à certaines représentations et contenus, les ont utilisés dans des cultes religieux ou des rituels magiques et leur ont toujours associé certaines significations. Comme la goutte d'eau creusant inlassablement la pierre, des formes de pensées récurrentes peuvent insuffler à ces symboles et signes une telle charge émotionnelle et spirituelle qu'ils peuvent avoir une influence sur nous. Il faudrait garder cela en mémoire lorsque l'on porte un bijou intégrant un symbole spirituel et ne pas choisir à la légère un ornement emblématique - simplement parce qu'il est à la mode - sans avoir un rapport intime avec lui. D'autre part, l'usage de certaines allégories a pour effet de raviver certains idéaux dans la sphère du subconscient et des les associer à des champs énergétiques spirituels, si bien que l'on peut constamment y puiser une énergie nouvelle. Dans un certain sens, ce phénomène correspond au principe de résonance dans la mesure où l'on vibre automatiquement au rythme des énergies représentées par chaque symbole.

Les symboles les plus anciens qui se sont coulés dans les bijoux et ont constitué une thématique sont peut-être les représentations d'animaux élaborées par les peuples à l'état de nature dont les cultures ont depuis longtemps disparu (photo n°1). Dans de nombreuses cultures anciennes - également chez certains peuples indiens plus jeunes - les bijoux représentaient certains animaux dont on souhaitait s'adjoindre la force et les qualités qu'on leur attribuait. Ainsi la chouette figurait la sagesse, l'aigle la force, la liberté et l'envol spirituel, la tortue l'esprit de la terre et la vigueur, le serpent les forces magiques et la flexibilité, le jaguar (photo n° 7) la puissance et la métamorphose magique.

Même les premières communautés chrétiennes avaient choisi un animal en tant que signe d'appartenance et de reconnaissance, à savoir le poisson ; les signes du zodiaque ornant les bijoux à la mode, que l'on porte volontiers aujourd'hui encore sont aussi en grande partie des symboles d'animaux qui étaient destinés, dans les temps anciens, à établir en toute conscience des relations avec les forces de certains groupes de planètes.

Par la suite, chaque culture développa au fil des époques ses propres signes et symboles magiques parmi lesquels plusieurs d'entre eux sont redécouverts aujourd'hui, comme par exemple les runes germaniques ou le nœud celtique. Les personnes qui méditent profondément sur ces allégories confirment sans cesse l'intense efficacité de ces exercices ; on devrait donc toujours manier ces signes en toute connaissance de cause, savoir ce qu'ils symbolisent et avec quelle forme d'énergie et de conscience on entre en relation.

La force de ces signes connaît une amplification et une intensification immenses lorsqu'un bijou les unit aux pierres qui leur correspondent. Ils peuvent devenir de véritables objets magiques au sens strict du terme. Du moment où l'on s'est décidé pour un signe ou un symbole particulier vers lequel on ressent une vive attirance, on devrait bien réfléchir à la pierre qu'il conviendrait d'y monter et se demander si leurs deux énergies seront en harmonie.

Les minéraux agissant en tant qu'amplificateurs de symboles sont toutes les pierres flamboyantes comme le rubis, l'opale pourpre ou le grenat. Le rubis étoilé venant de l'Inde, qui réfléchit la lumière selon une étoile à six branches, trouverait ici une place de choix puisqu'il symbolise l'énergie spirituelle du cœur et en irradie la force (photo n° 2). De même la pierre de lune au chatoiement bleuté (même photo, œil de dieu dans la pyramide), le lapis-lazuli et le saphir sont des pierres qui conviendraient à certains symboles reflétant la spiritualité, l'inspiration et la connaissance intérieure. Laissez-vous porter par votre ressenti pour choisir votre pierre et éprouvez les vibrations qu'elle émet, puis vérifiez si cette énergie s'harmonise avec la signification du symbole et s'ils se complètent mutuellement.

Comme il existe aujourd'hui dans le monde des milliers de symboles figurant dans les bijoux, à commencer par les idéogrammes chinois jusqu'aux formations géométriques dans les champs de céréales apparus en Angleterre, je me limiterai ci-dessous à la description des allégories les plus répandues que l'on rencontre dans les bijoux (photos 3 et 4).

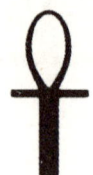

ANKH

Symbole égyptien de la fertilité et de la vie.

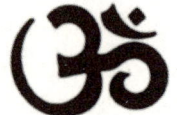

OM

Symbole du son premier, de l'origine et de l'unité de la création. Provient du sanscrit.

ŒIL DE DIEU dans un tétraèdre

Symbole des voies de Dieu et de la protection divine, également de la méditation mystique.

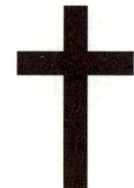

CROIX CHRÉTIENNE

Symbole de la rémission des péchés par le Christ.

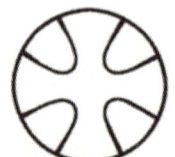

CROIX CELTIQUE

Symbole du centrage et de l'équilibre des forces dans les quatre directions célestes.

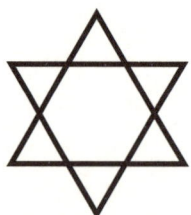

ÉTOILE DE DAVID

Symbole juif exprimant la fusion des forces célestes et terrestres et/ou des énergies masculines et féminines.

PENTAGRAMME

Symbole de protection utilisé en magie exprimant le champ énergétique humain.

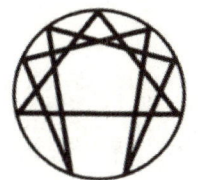

ENNEAGRAMME

Symbole très populaire ces dernières années. Considéré comme psycho-cosmogramme auquel on a souvent recours pour expliquer les processus internes mentaux et psychiques

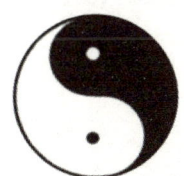

YIN ET YANG

Symbole originaire de l'espace asiatique oriental, aujourd'hui connu dans le monde entier. Exprime l'alternance permanente, la fructification mutuelle des polarités qui, lorsqu'elles sont rassemblées, constituent l'unité cosmique.

SIGNE «INFINI» DANS UNE PYRAMIDE

Symbole de la divinité et de l'immortalité de l'âme.

SYMBOLE SOUFI DES MYSTIQUES ISLAMIQUES

signifiant la libération et l'amour divin inconditionnel.

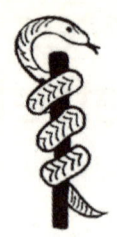

BÂTON D'ESCULAPE

Symbole de la guérison et de la médecine qui, à l'origine, eut pour effet de réveiller l'énergie de la Kundalini.

SPIRALE

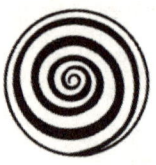

On trouve cette forme dans le monde entier, dans toutes les cultures anciennes : dans les pratiques chamaniques, l'art du combat et la guérison de l'esprit. C'est le symbole de l'expansion naturelle, du rayonnement de toute l'énergie vitale et du développement spirituel.

Les colliers de pierres précieuses et leurs effets sur les chakras

◆ *Les principales lois énergétiques en relation avec les colliers* ◆

Ces dernières années, des colliers de pierres précieuses et minéraux qui n'étaient pas disponibles auparavant ou trop chers, sont arrivés en abondance sur le marché. Comme les colliers de pierres précieuses sont vendus la plupart du temps à un prix plus intéressant que les autres bijoux, ils donnent l'occasion charmante de se familiariser avec les différentes énergies et les effets produits par les pierres précieuses. Cependant, un grand nombre de pierres teintes, contrefaites et traitées parvenant aussi sur le marché sous forme de colliers, la prudence est de rigueur. Les colliers de pierres précieuses sont très pratiques lorsqu'on veut agir promptement sur sa santé ; car on peut les passer rapidement et ils sont efficaces sur des zones corporelles étendues qu'ils recouvrent largement en général. J'ai moi-même dans ma salle de séjour un assortiment d'une vingtaine de colliers disposés côte à côte, et la première chose que je fais le matin est de tester avec un pendule la combinaison de pendentifs dont l'énergie me conviendra et me protégera le mieux dans la journée (photos n° 5 et 6). Si l'on n'a pas de gros ennuis de santé qui nécessitent l'utilisation d'une pierre précieuse pendant une période prolongée, on s'apercevra que d'un jour à l'autre, on peut avoir besoin de pierres différentes en fonction des tâches à accomplir ou de la manière dont on se sent. Les jours se suivent mais ne se ressemblent pas, et des variations apparaissent dans les besoins énergétiques selon les biorythmes physiques et psychiques. Si l'on détermine par un test quotidien le collier le plus approprié, on apprend au bout d'un certain temps où se trouvent les zones les plus faibles, même si on ne peut pas encore les reconnaître clairement. Si le test identifie la même pierre tous les deux jours ou presque tous les jours, et si l'on sait à quoi elle sert, cela indique quelle région du corps demande une attention particulière et doit être protégée.

Les colliers en pierres précieuses ne sont pas réservés aux femmes. Dans mes séminaires, pour permettre aux participants de faire leur première expérience avec les pierres précieuses, au début, j'ai testé tous les jours les colliers les plus appropriés à chacun et les leur ai passé autour du cou. Au début, les hommes souriaient en se voyant parés de la sorte, et lorsque le test en indiquait deux ou même trois, ils se sentaient «décorés comme un arbre de Noël». Mais dès le lendemain, nombreux étaient ceux qui ne voulaient plus s'en séparer tellement ils leur faisaient chaud au cœur, car ils avaient pu éprouver combien ils leurs communiquaient d'énergie, d'harmonie et de bien-être.

Même lorsque des artisans vinrent effectuer des travaux chez moi pendant plusieurs jours et que l'un toussait et l'autre se plaignait de douleurs à l'estomac, je testai pour eux des colliers de pierre séance tenante et les leur passai autour du cou. Tout d'abord empruntés, quelques jours plus tard aucun des deux ne voulut s'en séparer, car ils avaient ressenti assez vite une nette amélioration.

D'une façon générale, il ne faudrait pas considérer les colliers de pierres précieuses en premier lieu comme des bijoux, mais comme des cordons d'énergie constitués de pierres de soin spécifiques à utilisations multiples. En cas d'inflammation des ligaments ou de fracture, on peut enrouler autour du membre le collier approprié (par exemple corail, cristal de roche, quartz fumé) ; on peut accélérer la cicatrisation d'une blessure en appliquant un collier le long de la cicatrice, ou en cas de maux de tête, s'allonger avec un collier posé sur le front (par exemple améthyste, lapis-lazuli), ce qui peut avoir rapidement un effet calmant. Les utilisations imaginatives n'ont pas de limite ici, et les membres, en particulier les genoux ou les hanches, apprécient ces applications.

Si après une journée éprouvante vous souffrez quelquefois de douleurs dorsales, demandez à quelqu'un de vous poser un collier ouvert le long de la colonne vertébrale à la hauteur de la zone douloureuse (jaspe, corail, cristal de roche ou ambre). Dans le cas de maux de ventre ou de problèmes gynécologiques, il vaudrait la peine d'essayer un collier de citrine, d'ambre ou de cornaline en le disposant en spirale sur le ventre ou entre les os du bassin ; placez-le dans le sens de la longueur parallèlement aux trompes de Fallope si la douleur se situe sur le côté. En cas de douleurs spasmodiques aiguës, un collier bleu en lapis-lazuli, saphir ou calcédoine peut aussi avoir un effet apaisant. Le soulagement se fait souvent sentir au bout de quelques minutes seulement.

❖ *Ce qu'il faut absolument respecter* ❖

Les colliers de pierres précieuses proposés à la vente se composent en général d'éclats ou de perles rondes ou ovales. Les personnes sensibles préféreront les perles au rayonnement plus doux, plus souple, plus harmonieux. En revanche, les colliers d'éclats procurent, par la forme des pierres, un effet énergétique plus «pointu» et plus rapidement perceptible ; ils sont aussi meilleur marché. Essayez d'éviter les colliers mixtes, c'est-à-dire ceux qui comportent des pierres hétérogènes de différentes couleurs car leur rayonnement risque de créer le chaos dans vos champs énergétiques et d'avoir un effet plus déstabilisant que bénéfique.

Quelques rares exceptions sont les colliers mêlant les tourmalines roses et vertes car il s'agit de la même pierre et des deux couleurs correspondant au chakra du cœur ; sont acceptables aussi ceux assemblés par un professionnel qui a déterminé par test la combinaison idéale.

Ne portez pas un collier parce que sa couleur est assortie à vos vêtements ; vous devez sentir très nettement que les pierres vous conviennent, sinon le joli collier bleu profond en lapis-lazuli peut vous faire l'effet d'un somnifère lors de votre rendez-vous si vous êtes fatiguée ; ou un collier rouge peut vous rendre irritable ou querelleuse si vous êtes déjà stressée.

La longueur du collier de pierres ne doit pas non plus être choisie pour son aspect, c'est-à-dire en fonction de votre décolleté, mais selon l'endroit où il doit être efficace : chakra de la gorge (collier de 40 à 55 cm), ou région du cœur (collier de 55 à 65 cm) ou encore plexus solaire (collier de 70 à 80 cm). Il est très important que les colliers descendent jusqu'à la zone où se situe le problème. En cas de douleurs à l'estomac si l'on porte la pierre jaune appropriée, mais sur un collier court de 40 à 50 cm, il n'aura pas l'effet intense et bienfaisant d'un sautoir de 80 cm descendant jusqu'à l'estomac. L'inverse est également vrai. Si j'ai des problèmes de thyroïde ou mal à la gorge et que je choisisse le collier bleu ciel adéquat, il ne me servira pas à grand-chose s'il est trop long ; en effet, il doit rester très près du cou pour être efficace. On ne se fait pas plâtrer le bras droit si le bras gauche est fracturé.

Avant d'acheter un collier de pierres, réfléchissez bien à sa longueur ou faites-le tester. Vous trouverez dans les pages suivantes quelques brèves indications sur la longueur des différents colliers entrant en ligne de compte et les principales pierres qui leur sont affectés.

Les trois centres énergétiques stimulés par les colliers ou pendentifs en pierres précieuses

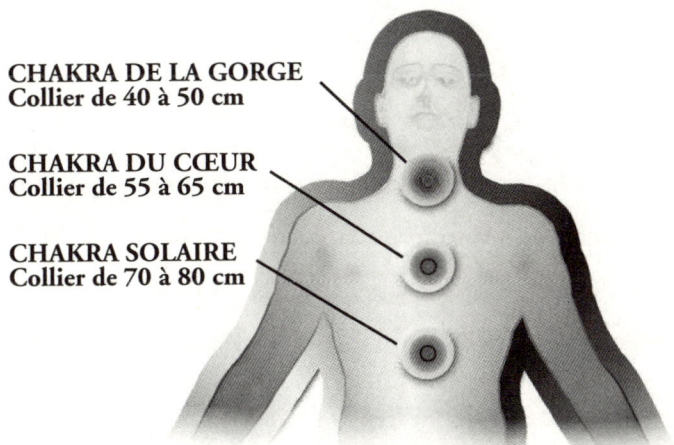

CHAKRA DE LA GORGE
Collier de 40 à 50 cm

CHAKRA DU CŒUR
Collier de 55 à 65 cm

CHAKRA SOLAIRE
Collier de 70 à 80 cm

Colliers en pierres précieuses pour le chakra de la gorge

Si l'on a des difficultés dans la région du cou, des problèmes de thyroïde, mal à la gorge, des douleurs dentaires ou aux mâchoires, des difficultés à déglutir, ou tout autre symptôme dans cette zone, on peut obtenir une amélioration et un soulagement immédiat en portant un collier de 40 à 50 cm ras de cou. Il sera efficace même contre les affections chroniques si les pierres de santé s'accordent avec votre type. Les tests, il est vrai, ont sélectionné à l'écrasante majorité des colliers courts se composant de pierres bleu ciel pour soulager au mieux les personnes souffrant de ces maux. Mais il existe des exceptions, des pierres de couleurs différentes peuvent aussi se révéler extrêmement efficaces. En cas de toux, enrouement, difficultés à déglutir, inflammations des amygdales, rhumes et autres symptômes de maladies infantiles provenant d'un refroidissement, les colliers ras de cou procurent un incontestable apaisement. La calcédoine bleu ciel a un effet agréablement rafraîchissant et calmant sur tous les processus inflammatoires, enflures ou suppurations.

Un jour, pendant un séminaire, nous étions assis sur une pelouse et fûmes assaillis par des guêpes qui nous piquèrent tous. Je distribuai alors une calcédoine à chacun avec la consigne de la poser sur les piqûres. Quelques minutes plus tard, personne ne se plaignait plus de ses douleurs bien que bon nombre de participants aient été piqués plusieurs fois.

Il n'est pas inutile d'avoir un petit collier de calcédoine dans «l'armoire familiale à pierres de santé» : on sera surpris au bout de quelque temps de l'utilité de cette pierre, surtout dans une famille. La calcédoine, appelée aussi agate bleue, est une variante naturelle bleu ciel de l'agate et il est rare d'en trouver de bonne qualité. Voilà pourquoi des agates souvent teintes artificiellement en bleu foncé apparaissent sur le marché. Une des plus belles variétés de calcédoine que l'on rencontre fréquemment sous forme de colliers de perles très prisés, provient d'Israël ; elle est bleu azur et striée de lignes aussi blanches que la neige. La calcédoine est aussi appelée la «pierre de l'orateur» car, grâce à son influence sur la gorge, elle a un effet positif sur l'éloquence et les facultés de communication, éloigne le trac et permet au conférencier de rester posé. Son utilisation serait certainement favorable aux bègues et aux enfants éprouvant des difficultés de langage. Pendant les longues promenades sous le chaud soleil de l'été, les colliers de calcédoines contribuent à réduire la soif et la transpiration. Mais elle n'est pas assez forte quand il s'agit de combattre les affections sévères de la thyroïde ou les tumeurs de la gorge.

Il faut se servir pour cela de pierres de soin plus énergiques, telle l'aigue-marine qui, sous forme de collier ras de cou, a réalisé de véritables miracles chez quelques personnes. Dans le cas de dysfonctionnement de la thyroïde, l'aigue-marine a un effet équilibrant si on la porte pendant une longue période ; elle est également très efficace contre les maux de dents ou après une intervention chirurgicale à la mâchoire ; elle combat la grippe et les symptômes des refroidissements : en position allongée, on pose le collier sur la zone douloureuse comme le nez, la gorge ou les dents ou on l'enroule autour de soi. L'aigue-marine, qui normalement coûte très cher, est souvent proposée à un prix intéressant sous forme de colliers composés d'éclats. Mais il faut veiller à ne pas la confondre avec la topaze bleue, souvent soumise à une irradiation radioactive ; et qui, en reposant directement sur la thyroïde pourrait exercer l'effet contraire sur cette glande, de surcroît si elle est déjà atteinte par la maladie.

Deux autres pierres très fortes que l'on trouve parfois, depuis un certain temps, sous forme de colliers, proviennent principalement de l'Inde et leur nom, tout au moins, est bien connu : le saphir et la pierre de lune. Le saphir, lui aussi, est un bijou onéreux, mais il est proposé maintenant à un prix modéré sous forme de colliers de perles, ou en goutte, dans une qualité semi limpide. Ces saphirs n'ont pas la qualité des saphirs montés en solitaires, néanmoins les colliers comportent tant de pierres qu'ils disposent d'une force concentrée et génèrent un effet perceptible. Grâce à sa teinte plutôt bleu sombre, le saphir rafraîchit, calme, agit sur le mental et l'inspiration et il est particulièrement efficace sur la vue et l'ouïe.

La pierre de lune est, elle aussi, disponible sur le marché depuis quelques années à un prix acceptable, dans une qualité laiteuse à quasi limpide sous forme de colliers de perles. Elle fascine l'observateur par le jeu de ses couleurs changeantes et par son chatoiement bleu lunaire à la surface de la perle. Son apparence délicate la range immédiatement dans la catégorie des pierres de soin agissant sur la vie intérieure dans la sphère des émotions.

Lors des tests, c'est la pierre de lune qui s'avère être le minéral approprié pour les personnes qui refoulent profondément la part émotionnelle féminine qui est en eux ou ne peuvent la vivre et sont contraints de jouer un rôle exclusivement masculin. Cela peut être des managers stressés ou des mères élevant seules leurs enfants, mais la problématique énergétique reste la même. Dans ce cas, la pierre de lune contribue en douceur à autoriser plus d'émotions, à les percevoir, à les exprimer et à les vivre, ce qui avait longtemps été négligé et se manifestait par la maladie.

La pierre de lune peut cependant agir indirectement, très concrètement, sur des troubles physiques ; ce que j'ai découvert plutôt par hasard lorsque plusieurs participants à un séminaire me parlèrent de leur affection à la prostate. Pour tous ces hommes, le pendule oscilla sur des colliers en pierres de lune aux nuances naturelles allant du gris à l'orange. Apparemment ce type d'affection est lié au stress, aux angoisses subconscientes ou tout simplement à un déséquilibre émotionnel car c'était la seule pierre, sélectionnée par le test, commune à tous les participants. Le collier en pierres de lune devait en alternance être porté autour du cou ou posé dans l'entrejambe pour agir directement sur la prostate.

D'autres colliers classiques destinés au chakra de la gorge sont en turquoises (attention aux contrefaçons) considérées au Tibet comme des pierres hautement protectrices, et le lapis-lazuli. Pour les femmes tourmentées par les migraines, j'ai souvent testé une association de deux colliers qui apportaient en général un soulagement immédiat. Il s'agissait, dans la plupart, des cas d'un collier ras du cou en saphir ou lapis-lazuli qui atténuait et réduisait les excédents énergétiques de la tête ; collier combiné à un sautoir rouge habituellement en rubis, grenat, jaspe ou corail qui retirait le surplus d'énergie du sommet de la tête et drainait le sang vers la cage thoracique, rétablissant ainsi l'équilibre entre les énergies.

La labradorite et la tanzanite correspondent également au chakra de la gorge ; ce sont deux pierres plutôt rares, que l'on rencontre de plus en plus sur le marché sous forme de colliers. La labradorite réfléchit la lumière dans des nuances allant du bleu profond au doré avec des chatoiements identiques à la pierre de lune dont elle a presque la transparence. Elle a un effet curatif intense sur les informations issues de blessures anciennes provenant d'un précédent karma et rétablit l'équilibre émotionnel. La tanzanite, pierre indigo avec une touche de violet, également transparente, agit en profondeur sur les structures mentales et le cerveau, ce qui a un effet d'harmonisation sur les processus psychiques et les états de conscience.

Même si les pierres bleues ont une influence prépondérante sur le chakra de la gorge et lui correspondent naturellement, il peut exister des exceptions dans certains cas isolés, mais ces pierres ne devront jamais être portées très longtemps. Si les sécrétions de la thyroïde sont trop faibles, il conviendra peut-être de porter quelques heures par jour pendant plusieurs semaines un collier rouge ras du cou qui tonifie et stimule cette glande. Dans le cas de difficultés à s'exprimer, de bégaiement ou de complexe d'in-fériorité, il pourra être judicieux d'utiliser un collier ras du cou de pierres jaunes qui accroît la confiance en soi et le courage. Je pourrais citer encore d'autres exemples ; mais, en cas de doute, il est préférable de procéder à un test énergétique.

Colliers en pierres précieuses pour le chakra du cœur

Comme je l'ai déjà mentionné, les colliers qui agissent sur le chakra du cœur doivent avoir une longueur d'environ 60 cm, de façon à atteindre cette région du corps. En cas de problèmes pulmonaires et cardiaques, de circulation sanguine, de tension, de dysfonctionnement du thymus, d'affections de la plèvre ou d'autres troubles de la région thoracique, les colliers de cette longueur peuvent souvent soulager, soigner et guérir rapidement. On y aura recours en particulier dans les états de désarroi, de sentiments refoulés, tels que la colère, la tristesse, la déception, les états dépressifs, les complexes d'infériorité, l'euphorie excessive ou la mélancolie, plutôt que de se rabattre sur l'alcool, le tabac ou les psychotropes pour réprimer violemment ces états ou les subir encore longtemps. Selon le tableau synoptique des couleurs propres à chacun des chakras, les pierres précieuses vertes ou roses donnent ici les meilleurs résultats et ressortent le plus souvent lors des tests. Toutefois, d'autres couleurs peuvent se révéler nécessaires, contrairement à ce à quoi l'on pourrait s'attendre. C'est pourquoi, dans les chapitres suivants, je vais tenter de décrire brièvement les colliers de pierres les plus importants et les plus fréquemment utilisés pour le chakra du cœur.

Après avoir été torturé pendant plus de dix ans par de violentes crises d'asthme d'origine allergique et des bronchites chroniques, la combinaison de deux colliers de pierres précieuses a constitué pour moi un remède rapide, donnant lieu à une amélioration durable. Il s'agit de la malachite vert-de-gris et du quartz rose. D'ordinaire, la malachite a un effet très rapide sur toutes les formes de toux, qu'il s'agisse d'une bronchite, de la coqueluche ou d'un refroidissement ; ou encore en cas de contractions des bronches, affection qui peut également être provoquée par de fortes angoisses d'origine subconsciente. Avec la malachite, nous constatons que le principe homéopathique de la «guérison du mal par le mal» s'applique aussi aux pierres de soins : en effet, il y a tout juste quarante ans, le travail de la malachite était interdit dans la taillerie de pierres précieuses d'Idar-Oberstein parce que, à la longue, les ouvriers souffraient de pneumoconiose, avec troubles respiratoires et quintes de toux. Ce n'est évidemment pas le cas quand on porte un collier de malachite, lequel, au contraire, déclenche un processus de guérison dans notre corps en agissant précisément sur ces symptômes.

Il est vrai qu'ici, tout comme pour l'homéopathie, on peut assister dans un premier temps à une brève aggravation ; si bien que chez certains individus, on verra d'abord surgir des angoisses subconscientes refoulées (on peut lire ainsi, et à tort, dans un vieil ouvrage sur les pierres de soins que la malachite serait une «mauvaise» pierre, responsable d'angoisses) ; les quintes de toux peuvent être aussi plus violentes. Par conséquent, pour compenser, je recommanderai le port simultané de quartz rose ou d'une pierre couleur d'or, qui a pour effet d'harmoniser, de rendre supportable cette première aggravation, voire tout simplement de l'éviter.

Le quartz rose donne le sentiment d'être sécurisé, accepté et aimé ; il s'adresse en particulier aux personnes seules, victimes d'un choc émotionnel, affectées par le deuil d'un être cher ou d'un animal de compagnie, ou encore qui se sentent mal-aimées, isolées, abandonnées et désorientées. Cette pierre de soin n'agit pas directement sur le corps, mais procure un réel sentiment de réconfort ; elle a déjà su apporter consolation, sécurité, guérison et même amour de soi à beaucoup de gens, y compris aux heures les plus noires.

En revanche, la citrine, de couleur jaune d'or, nous aide à prendre conscience de notre propre valeur quand notre ego est durement touché ; son utilisation est souvent conseillée en cas de réactions allergiques.

Autre pierre de soin verte très importante, l'émeraude, qu'on peut aussi se procurer depuis quelques années à des prix abordables sous forme de colliers. Elle aide considérablement à faire un travail de deuil, voire à le régler ; beaucoup de gens se mettent spontanément à pleurer quand ils portent un collier d'émeraude ; et, au bout de quelque temps, se sentent comme moralement délivrés d'une pression qui s'exerçait au niveau du cœur ou du thorax. C'est pourquoi il est essentiel de comprendre que la plupart des affections liées au cœur et aux poumons ont une dimension psychosomatique et sont l'expression d'un malaise refoulé depuis des années qui n'était jamais parvenu à la conscience.

En cas de faiblesse ou d'affection du cœur ou des poumons, le port de rhodochrosite constitue la plupart du temps la solution pour retrouver sa tonicité, se reconstruire et régénérer ses tissus. Cette pierre opaque de couleur rose chair, émaillée de stries et de cercles blancs, est cependant très onéreuse sous forme de colliers de perles en raison de sa rareté. On la remplacera alors par la rhodonite, une pierre moins chère, de même apparence ; mais qui se différencie par ses taches et ses stries anthracite, ainsi que par une couleur chair moins soutenue, tirant davantage sur le rose pastel.

Pour les personnes souffrant depuis longtemps d'affections chroniques, d'un sentiment de mal-être, et pour lesquelles aucun traitement ou aucune thérapie n'a donné jusqu'alors le moindre résultat, la tourmaline peut souvent être le recours absolu. Après une longue immobilité ou un senti-ment de frustration, en cas de douleurs physiques ou d'expériences et de comportements psychiques récurrents, on peut ainsi provoquer une transformation, qui se traduit par un progrès sensible. Cette pierre est presque toujours commercialisée sous forme de colliers multicolores, réunissant les couleurs les plus fréquentes de la tourmaline, à savoir le vert, le rose, le bleu et le noir. Ces colliers ont donc un effet puissant, car la tourmaline noire stimule et donne de l'énergie, tandis que la bleue permet d'exprimer et d'identifier les sentiments refoulés. Les composantes du collier provenant toutes du même minéral, c'est-à-dire de la tourmaline, leur mélange est certes approprié et salutaire, mais il peut aussi, dans certains cas, être ressenti comme très violent et intense. Il est alors conseillé de s'habituer progressivement au collier en le portant quelques heures seulement.

Je me souviens ainsi d'une femme sur laquelle j'avais testé un collier de tourmaline ; elle l'avait presque jeté dans le Rhin car, au début, elle ne le supportait absolument pas et pensait qu'il était peut-être «ensorcelé». Après quelques jours seulement, elle allait déjà sensiblement mieux et, lorsqu'elle est venue me voir pour se plaindre des méfaits du collier, elle avait déjà «rompu avec ses vieux démons» et pleinement adopté son bijou.

Voilà pourquoi, en général, on doit toujours garder à l'esprit que le processus de guérison ne relève pas forcément du principe de plaisir, c'est-à-dire qu'il ne doit pas seulement être séduisant et agréable ! Dans les méthodes de guérison naturelles et alternatives, l'une des lois essentielles de l'énergie pourrait se traduire ainsi : «l'énergie liée à la guérison fait remonter à la surface tout ce qui est en travers de son chemin. Et tout ce qui remonte à la surface est en voie de s'extérioriser pour être libéré.» Au cours de mon auto-guérison, le fait d'avoir en tête ces deux phrases m'a aidé bien souvent à ne pas abandonner, à accepter l'apparition de «déchets psychologiques», et à supporter d'anciens symptômes physiques bien connus qui, à nouveau, se manifestaient avec véhémence ; il faut donc concevoir le processus comme partie intégrante de la guérison, ce qui n'est pas toujours facile quand on se trouve au centre du mécanisme.

D'autres colliers importants agissent sur le chakra du cœur. Les problèmes de tension artérielle peuvent souvent être résolus sans délai lorsque l'on porte toute la journée, par période, les colliers adéquats : par exemple, en cas d'hypotension, un collier de pierres rouges, comme le grenat, le rubis, la spinelle ou le corail rouge. Ils doivent toutefois être assez longs pour descendre jusqu'au cœur, et ne pas être portés en permanence, car ils risquent de rendre irritable, nerveux et hyperactif, et même de faire monter la tension trop haut. En cas de fatigue chronique ou de surmenage, ils peuvent cependant apporter une aide en quelques minutes à peine.

Certaines patientes m'ont fait part de leur enthousiasme à l'égard du pouvoir stimulant de tels colliers de pierres rouges, par exemple le samedi matin quand, fatiguées et éreintées par une semaine de travail, elles retrouvaient un véritable entrain, un dynamisme pour vaquer à leurs tâches ménagères.

A l'inverse, les colliers de pierres bleues, comme le lapis-lazuli ou la calcédoine, contribuent à faire baisser la tension artérielle trop élevée ; mais attention, si on les porte trop longtemps, ces pierres peuvent la faire descendre si bas qu'elles provoqueront fatigue et hypotension. Donc, habituez-vous à ne porter ces colliers que quelques heures par jour et à sentir vous-même le moment où vous devrez les enlever.

Les problèmes circulatoires et les sensations de vertige qui surviennent lorsqu'on se baisse disparaissent le plus souvent grâce aux colliers d'hématite. Cette pierre argentée aux reflets métalliques, pierre à la mode par excellence ces dernières années, est disponible partout à des prix abordables. Cet engouement pour certaines pierres, soudain très répandues, nous renseigne sur la problématique fondamentale de toutes les strates sociales : ainsi le succès de l'hématite, très riche en fer, traduit-il une carence en minéraux très fréquente chez beaucoup de gens. Les diététiciens attribuent cette carence à une alimentation toujours plus dénaturée, à des sols épuisés, à des fruits et légumes «gonflés» artificiellement par des produits chimiques et dont la teneur en vitamines et en minéraux est dérisoire comparée à ce qu'elle était, il y a encore quarante ans.

Ainsi, au moment de la menstruation, les femmes souffrent souvent d'un déficit en fer et en minéraux et se sentent alors automatiquement attirées par l'hématite. En particulier après plusieurs maternités, quand la mère, des années durant, a puisé sans cesse dans ses stocks de minéraux pour contribuer au développement du fœtus ; les symptômes visibles sont alors la fatigue permanente, le manque d'entrain, l'épuisement, l'irritabilité et le teint pâle. Dans ce cas, lors de tous mes tests, l'hématite, le corail rouge et le grenat se sont révélés être les pierres appropriées, et il n'est pas rare qu'une mère de famille épuisée et livide se transforme en quelques minutes en une personne enthousiaste et gaie aux joues roses et au visage éclatant. En effet, grâce à leur pouvoir énergétique, l'hématite et le corail aident le corps à assimiler davantage de minéraux ; et il est donc recommandé dans ces cas précis d'absorber parallèlement, et durant plusieurs mois, des vitamines et des minéraux à hautes doses afin que le corps puisse reconstituer ses réserves.

De même, beaucoup de problèmes de dos, liés aux articulations et aux os, tels que l'ostéoporose ou l'arthrite, proviennent d'une carence en minéraux dans les os qui deviennent alors plus cassants, s'usent plus rapidement, avec une tendance à la porosité et à l'arthrite, comme on le constate souvent chez les personnes âgées.

Ici, le collier de corail peut présenter une aide précieuse ; et l'on reconnaîtra à nouveau dans le pouvoir des pierres le principe de résonance, car le corail constituait autrefois le squelette des polypes de mer. Il n'est donc pas étonnant que le corail soit la pierre de soin la plus importante dans le traitement de la leucémie (cancer du sang) quand on sait que les globules sanguins sont formés dans la moelle osseuse.

Au premier abord, il est assez singulier de porter des colliers de pierres noires au niveau du cœur, couleur qui dissuade bon nombre de femmes, ce qui est regrettable ; car toutes les pierres noires agissent physiquement de façon agréable, parce qu'elles réchauffent, stimulent la circulation et peuvent apporter une aide rapide dans les états de fatigue extrême. Les colliers de pierres que l'on trouve le plus souvent dans le commerce sont l'onyx, d'un noir de jais, qui réchauffe et vivifie ; ainsi que l'obsidienne, parsemée de taches blanches comme des flocons de neige, qui favorise l'absorption de l'oxygène par le corps et possède des vertus stimulantes et énergétiques. On renoncera autant que possible au corail noir, bien qu'il soit naturellement une pierre de santé remarquable, car il est menacé de disparition en raison d'une exploitation abusive et de ce fait, est très onéreux.

Il conviendrait ici de mentionner encore la famille des quartz, quoiqu'ils fassent l'objet d'une description détaillée au chapitre consacré aux pendentifs, car il existe fréquemment sur le marché de beaux colliers de quartz à des prix raisonnables. Le cristal de roche, transparent et incolore, possède des vertus rafraîchissantes et vivifiantes ; il clarifie et purifie à tous les niveaux, permet de suivre sa voie de façon plus linéaire et structurée et contribue à la stabilité émotionnelle. L'améthyste violette provoque des changements et des transformations aussi bien psychiques que physiques quand la mobilité et la flexibilité mentale tendent à stagner ou sont bloquées. Elle est l'une des pierres de soin majeur dans les thérapies alternatives du cancer ; lorsqu'on songe que de nombreuses tumeurs se développent dans la région du thorax et des poumons, elle se révèle particulièrement efficace quand elle est portée en collier au niveau du thorax. Elle constitue également une protection contre l'agressivité et les accès de violence, comme l'avait déjà constaté Hildegarde de Bingen depuis des siècles. L'améthyste a aussi la réputation d'établir un lien avec Dieu, elle favorise la spiritualité et contribue à retrouver en soi la source divine originelle.

En revanche, le quartz enfumé possède, à l'instar des autres pierres noires, un pouvoir vivifiant, réchauffant et stimulant ; il offre aussi une protection contre les énergies néfastes et les pratiques malfaisantes de magie noire. Cependant, le quartz enfumé porté en collier peut être ressenti parfois de façon trop intense. Dans ce cas, il sera alors préférable de le porter en pendentif.

Il existe certes beaucoup d'autres pierres de soin présentant un intérêt pour le chakra du cœur ; mais nous ne mentionnerons ici, pour conclure, que trois pierres de santé de couleur verte, que l'on trouve occasionnellement sur le marché sous forme de colliers. La première est l'agate «moussue» qui, sous la lumière, ressemble à de la mousse incluse dans du quartz. Elle renforce le cœur et la circulation, contribue à la lutte contre les infections virales et les inflammations, sensibilise la perception des énergies et développe l'amour de la nature ainsi que les dispositions naturelles de chacun.

Autre quartz important, le quartz vert, appelé également aventurine. Il agit de façon salutaire sur les sensations, les troubles nerveux, les allergies et les maladies de la peau ; c'est plutôt une pierre douce, qui confère calme et sérénité.

Le péridot vert clair, appelé encore olivine ou chrysolithe, est connu de tous ceux qui ont séjourné à Lanzarote, sur les îles Canaries, où l'on le trouve dans les roches noires volcaniques. Cette pierre a un très grand pouvoir de désintoxication et de purification et peut être utilisée en cas d'eczéma, d'éruptions cutanées et d'acné. Elle agit aussi puissamment contre les douleurs cardiaques et les problèmes pulmonaires. Au fil du temps, je me suis rendu compte, lors de mes tests, que le pendule la sélectionnait pour des personnes atteintes justement de tumeurs naissantes, provoquées par des produits chimiques ou par la pollution, ce qui confirme son pouvoir de purification et de désintoxication.

Colliers de pierres précieuses pour le chakra solaire

La région du plexus solaire et de l'estomac constitue le troisième chakra ; c'est aussi la partie du corps la plus basse qui puisse être influencée positivement par un collier de pierres précieuses. Dans cette région, on constate chez de nombreuses personnes des dysfonctionnements qui, à la longue, peuvent conduire à de réels problèmes de santé. Tout comme pour les chakras supérieurs, les colliers devront avoir une longueur suffisante pour agir directement et de façon bénéfique sur la zone concernée. On choisira donc des colliers de pierres de 80 cm, c'est-à-dire la longueur maximale disponible dans le commerce.

Le plexus solaire est un centre d'énergie lié à la volonté, à la créativité, à l'optimisme et à la confiance en soi, et que l'on nomme aussi, dans l'acception positive du terme, le centre de l'ego. C'est ici que sont ancrées pour l'essentiel notre force de caractère et nos spécificités individuelles. Ce centre d'énergie est en relation directe avec l'estomac et les organes supérieurs de l'appareil digestif ; il constitue donc la zone sur laquelle il faut agir en cas de douleurs ou d'affections de l'estomac, du foie, de la vésicule biliaire, du pancréas et de l'intestin grêle. Quand des douleurs ou des troubles apparaissent dans cette zone, trois facteurs peuvent en être tenus pour responsables la plupart du temps : une alimentation déséquilibrée, peu variée et malsaine ; la consommation de poisons-plaisirs, tels le tabac, l'alcool ou les médicaments en surnombre ; enfin, dans un contexte psychosomatique, des sentiments de culpabilité ou d'infériorité profondément ancrés, des chocs émotionnels refoulés ou des situations qui, au sens premier du terme, n'ont pas été «digérées». Ces trois facteurs peuvent, non seulement ébranler profondément l'équilibre psychique, mais aussi, à la longue, provoquer de sérieux dysfonctionnements de l'appareil digestif. Quelques expressions du langage populaire peuvent ainsi exprimer la violence de ces troubles psychiques : «ça m'est resté sur l'estomac» (aigreurs de l'estomac liées au stress, à la colère et à la déception), «se faire de la bile», «avoir les foies», et bien d'autres tournures encore. Cependant, les graves problèmes psychiques ne provoquent pas seulement des maladies comme les ulcères ou les cancers de l'estomac, le diabète, les calculs biliaires, les désordres hépatiques ; mais peuvent rendre l'être humain si malade qu'il devient dépressif, sans énergie et sans désir, ne ressent plus aucune joie de vivre ni aucun dynamisme et se sent paralysé. Dans les cas extrêmes, cela peut même conduire au suicide ; car ces personnes ne voient aucune porte de sortie, perçoivent la vie comme un fardeau et un combat, et sont soumises à une telle tension interne qu'elles ne trouvent aucune autre solution pour échapper à la pression de leur mal-être. Selon les statistiques, il y a chaque année en Allemagne plus de suicidés que de tués sur les routes ; il serait temps de ne plus se voiler la face et de prêter à ce sujet au moins autant d'attention qu'à la sécurité routière, ce qui n'est malheureusement pas le cas.

Dans ces circonstances, on peut quelquefois obtenir de véritables miracles lorsque ces personnes portent de longs colliers de pierres précieuses jaune d'or qui descendent jusqu'au plexus solaire et soutiennent ce centre énergétique. J'ai moi-même traversé pendant des années plusieurs dépressions profondes résultant de multiples blessures et chocs psychiques, et que d'autre part j'ai fait l'expérience des vertus bienfaisantes, relaxantes et positives de ces pierres et colliers ; je suis donc enclin à penser que les candidats au suicide n'attenteraient pas à leurs jours s'ils portaient au moment critique un collier de citrine jaune d'or ou de quartz rose (amour de soi) !

Mais il n'est nul besoin de traîner derrière soi les souffrances de son âme ou d'endurer des troubles digestifs pour trouver simplement agréable, réjouissant, chaleureux et constructif pour le mental de porter ces colliers de pierres dorées ; en particulier durant les saisons peu ensoleillées, en automne et en hiver, lorsque la lumière solaire jaune d'or fait défaut, et que même les personnes en bonne santé peuvent succomber à une dépression hivernale.

Les seules personnes à qui je déconseillerais de porter des colliers de pierres jaune d'or sont celles à tendance maniaque, en état d'euphorie permanente, qui se surestiment au point de céder à la mégalomanie, souffrent d'un excès de confiance en elles et présument de leurs forces, écrasent les autres en permanence par leur présomption et leur zèle, abusent de leur force de caractère et de leur charisme, leur laissant à peine placer un mot. Pour compenser ces tendances, ces personnes ont plutôt besoin de pierres de soin aux vertus apaisantes, rafraîchissantes, les poussant à sublimer. Malheureusement, peu de pierres de cette couleur sont commercialisées sous forme de colliers, même si les quelques exemplaires disponibles sont tous très efficaces. Voilà pourquoi je décrirai brièvement chacune d'entre elles.

En premier lieu, je mentionnerai l'ambre qui se présente sous forme de résine fossilisée, datant des temps préhistoriques, et dont on trouve, depuis la chute du Mur de Berlin, de nombreuses variétés en provenance des pays de l'Europe de l'Est. Comme il s'agit d'une résine, l'ambre est très léger, il peut flotter et même être fondu, ce qui malheureusement a conduit à la fabrication de nombreux faux : ainsi, on fait fondre les ambres de moindre qualité, aux couleurs sales, on les nettoie, on les enrichit avec des inclusions, par exemple de petites feuilles, partout très appréciées, puis on les laisse à nouveau durcir pour finir de les travailler. Les commerçants honnêtes, si vous les questionnez sur la différence avec l'ambre naturel, différence également perceptible par le prix, vous parleront alors au moins d'ambre «reconstruit». Au moyen Age, l'ambre était considéré comme la pierre du bonheur matériel et du succès ; vertu que l'on pourrait du reste attribuer à toutes les pierres précieuses jaune d'or puisqu'elles apportent confiance, optimisme et force de caractère en stimulant le plexus solaire, ce qui indirectement peut conduire à davantage de succès et de «bonheur». On comprendra mieux dans ce contexte pourquoi on offre aux enfants «qui font leurs dents» des colliers d'ambre qui sont même vendus en pharmacie, car personne ne met en doute leur effet bénéfique sur les dents. Chez l'enfant, la phase de croissance des dents accompagne le développement de la conscience de soi, autrement dit la formation d'un ego sain, nécessaire à la survie. Quand les enfants rencontrent des problèmes liés aux dents, cela signifie, sur le plan énergétique, qu'ils ont des difficultés à «croquer la vie», qu'ils «manquent de mordant». Leur force de caractère et leur plexus solaire ne sont pas encore assez développés, si bien qu'un collier d'ambre peut apporter une compensation énergétique.

L'ambre constitue aussi pour l'adulte une pierre de soin extrêmement efficace et polyvalente : en cas de douleurs dorsales, d'arthrose, de douleurs de l'estomac et du foie, mais également d'asthme, de bronchite et d'autres affections des voies respiratoires, ou encore d'allergies, d'éruptions cutanées, de traumatismes et d'inflammations articulaires.

On attribue des effets similaires à l'œil-de-tigre, également disponible dans le commerce sous forme de beaux colliers. En raison de leurs stries irisées et étincelantes qui vont du doré au brun noir, les perles du collier évoquent en effet un œil de tigre, d'où leur nom. On recommandera les colliers d'œil-de-tigre en particulier aux personnes facilement influençables et manipulables, qui ont du mal à se différencier, à dire non, dont le plexus solaire est trop ouvert vers l'extérieur, autrement dit qui s'identifient aux sensations et aux vibrations des autres, les conservent en elles pendant des heures après leur rencontre.

La topaze dorée entre également dans cette catégorie. A l'instar des autres pierres jaune d'or, elle est extrêmement efficace et salutaire en cas d'asthme, d'affection des voies respiratoires, de tension nerveuse, ainsi que d'affection des organes supérieurs de l'appareil digestif. Son effet est particulièrement remarquable sur les diabétiques, car elle semble stimuler la production d'insuline du pancréas. Dans certains cas, j'ai constaté que les diabétiques portant des topazes dorées étaient amenés à réduire leur injection d'insuline ; en effet, s'ils prenaient la dose habituelle, ils provoquaient immédiatement une hypoglycémie, ce qui peut paraître étonnant, voire impossible d'un point de vue scientifique. Cependant, le traitement du diabète à l'aide de topaze dorée reste difficile, car cela suppose le contrôle et le suivi d'un médecin compréhensif et réceptif qui tient compte et intègre dans ses prescriptions l'influence salutaire de ces pierres. J'ai également constaté qu'un traumatisme, comme la perte d'un être cher, d'un animal, ou encore un licenciement, survenait la plupart du temps avant que le diabète ne se déclare ; d'où la nécessité d'entreprendre parallèlement une psychothérapie et d'utiliser en complément des pierres rouges et roses dans la région du cœur.

La topaze dorée véritable étant très rare, on ne trouvera pas la plupart du temps sous cette appellation de vraies topazes, mais des éclats d'améthyste brûlés, souvent commercialisés sous le nom de citrine. Ce procédé est, à mon avis, le seul acceptable dans le traitement des pierres précieuses dans la mesure où l'échauffement est un processus naturel de transformation des pierres (par le magma ou l'activité volcanique) ; en outre, les améthystes brûlées, de couleur miel, ont un effet identique à celui des pierres jaunes naturelles. Sensiblement mois chères que les topazes dorées véritables, elles devraient, par honnêteté, être vendues sous leur nom exact.

Autre quartz qui entre également dans la catégorie des pierres jaune d'or, le rutile, appelé aussi «cheveu d'ange», la plupart du temps émaillé d'aiguilles de titane jaune. Outre les effets mentionnés plus haut, le rutile favorise la reconstitution des cellules et la régénération des tissus ; il renforce le système immunitaire et permet une meilleure interconnexion et harmonisation entre les différents niveaux internes.

Il va de soi, que dans certains cas, les tests révèlent que les colliers d'une toute autre couleur, portés au niveau du plexus solaire, peuvent être aussi efficaces que les pierres jaune d'or habituellement utilisées. Ce peut être, par exemple, une améthyste violette, une pierre noire ou un sautoir en aigue-marine que j'ai déjà testés pour traiter des cas d'engorgement lymphatique et de contractions de l'estomac. Considérez donc que les exemples de pierres indiqués ici constituent des conseils généraux destinés à faciliter votre compréhension ; et à vous donner quelques points de repère au cas où vous ne sauriez quel collier choisir parmi tous ceux qui vous sont proposés. Voilà pourquoi, à la fin de cet ouvrage, vous trouverez des instructions sommaires qui vous apprendront à vous servir d'un pendule pour tester à l'avenir l'effet énergétique des pierres les mieux adaptées et la longueur adéquate des colliers.

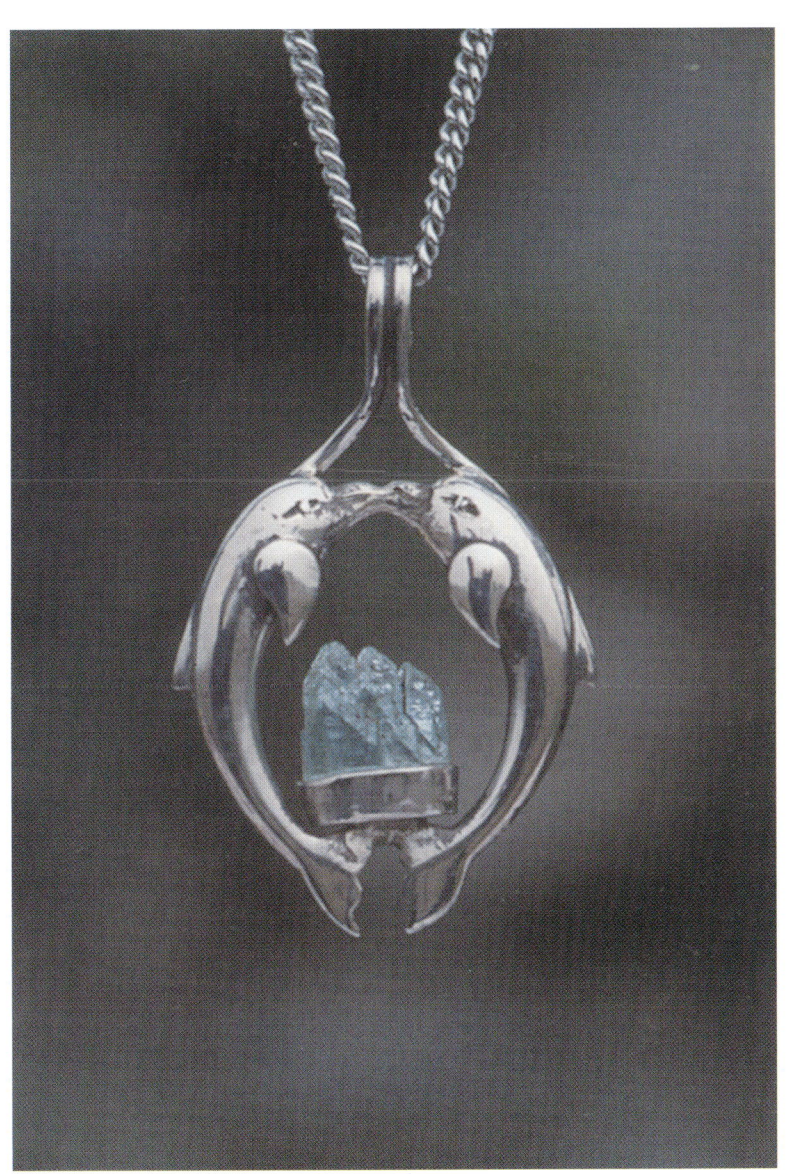

Photo 1

Deux dauphins en argent, avec triple cristal d'apophyllite serti.

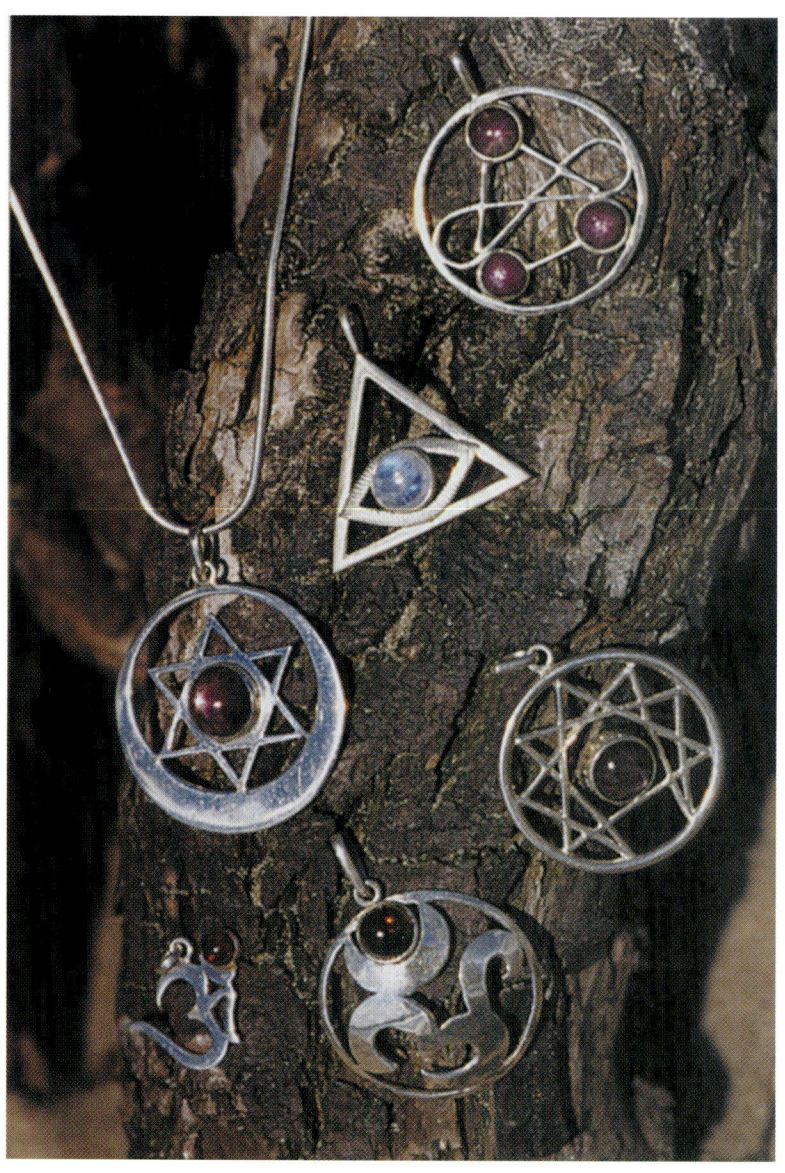

Photo 2

Bijoux en argent configurés en symboles spirituels les plus courants. De haut en bas : signe infini dans une pyramide, avec rubis étoilés ; œil de Dieu dans une pyramide, avec pierre de lune ; étoile de David avec rubis étoilé ; ennéagramme avec tourmaline rose ; symbole OM avec citrine ; symbole OM avec grenat.

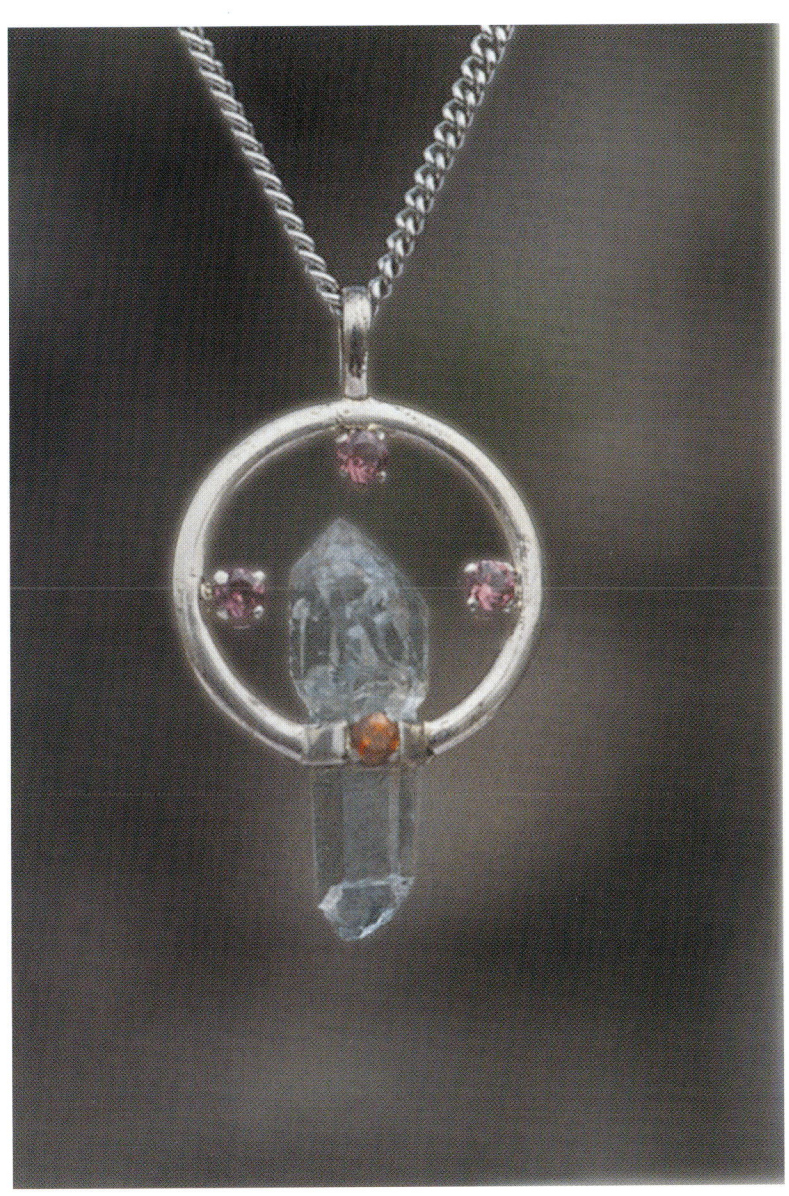

Sceptre en cristal de quartz, très rare, avec tourmaline rose et topaze dorée ;
forme originale réunissant à la fois la croix celtique et le symbole de l'Ankh
égyptien.

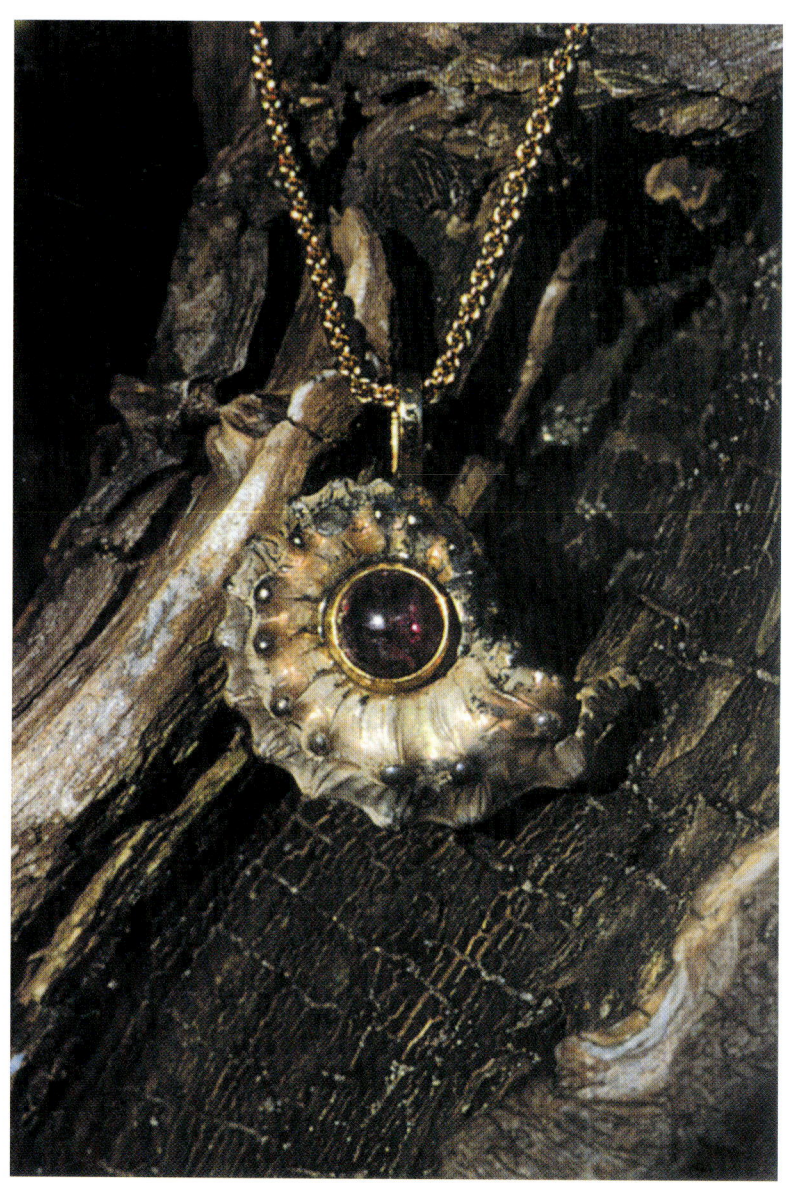

Ammonite fossilisée et opalisée en forme naturelle de spirale, avec une tourmaline rose au centre.

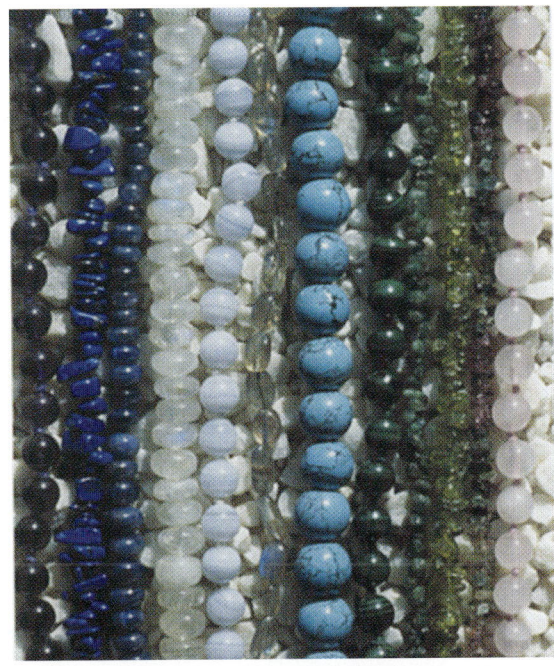

Photo 5

Assortiment de colliers de pierres de soin classiques, selon les couleurs des chakras. De gauche à droite : améthyste, lapis-lazuli, saphir, pierre de lune, calcédoine (agate bleue striée), labradorite, turquoise, malachite, émeraude, péridot (olivine), tourmaline rose et verte, quartz rose.

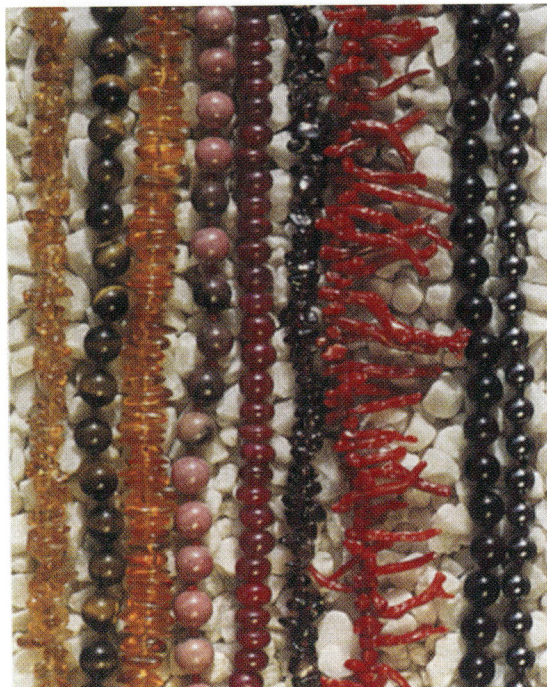

Photo 6

Colliers de pierres de soin classiques. De gauche à droite : citrine (quartz), œil-de-tigre, ambre, rhodonite, rubis, grenat, corail rose, onyx, hématite.

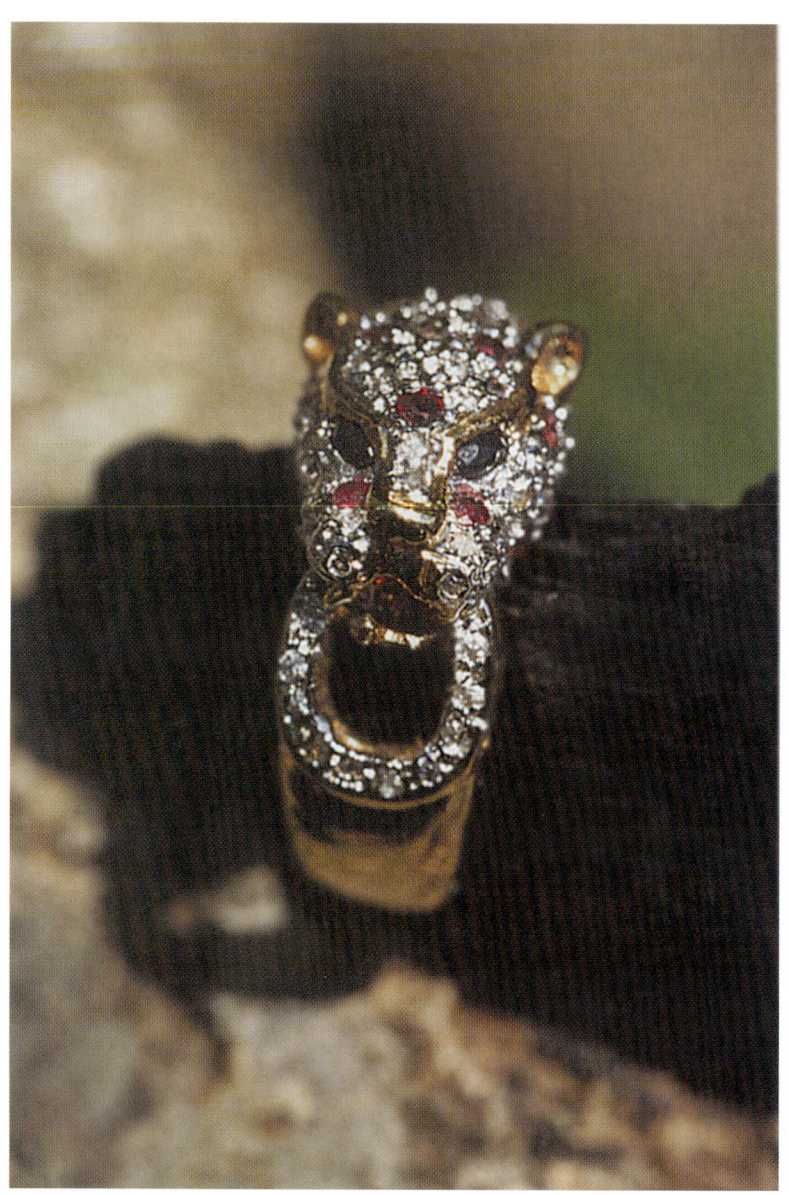

Photo 7

Pièce d'orfèvrerie en filigrane. Bague représentant une tête de léopard, en or et argent, avec saphirs, rubis et minuscules diamants.

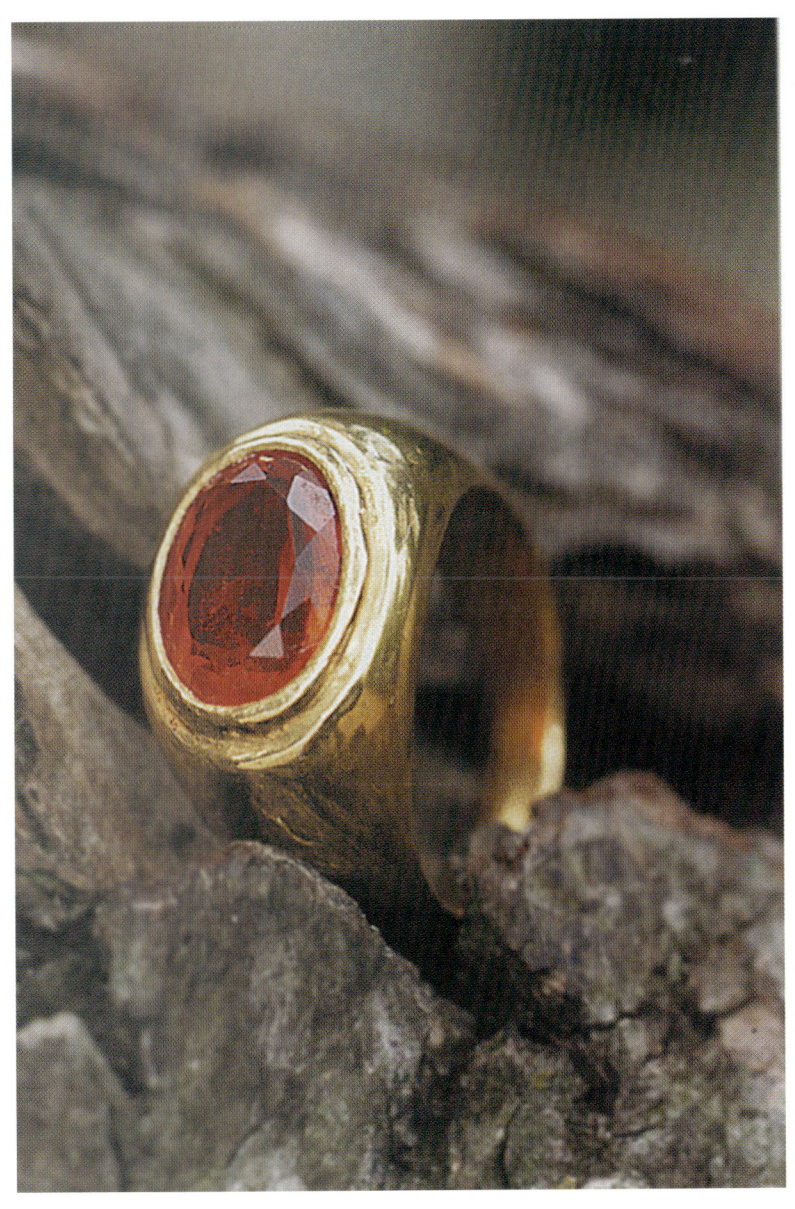

Bague en or fin (24 carats) massif, sertie d'une opale rouge taillée à facettes.

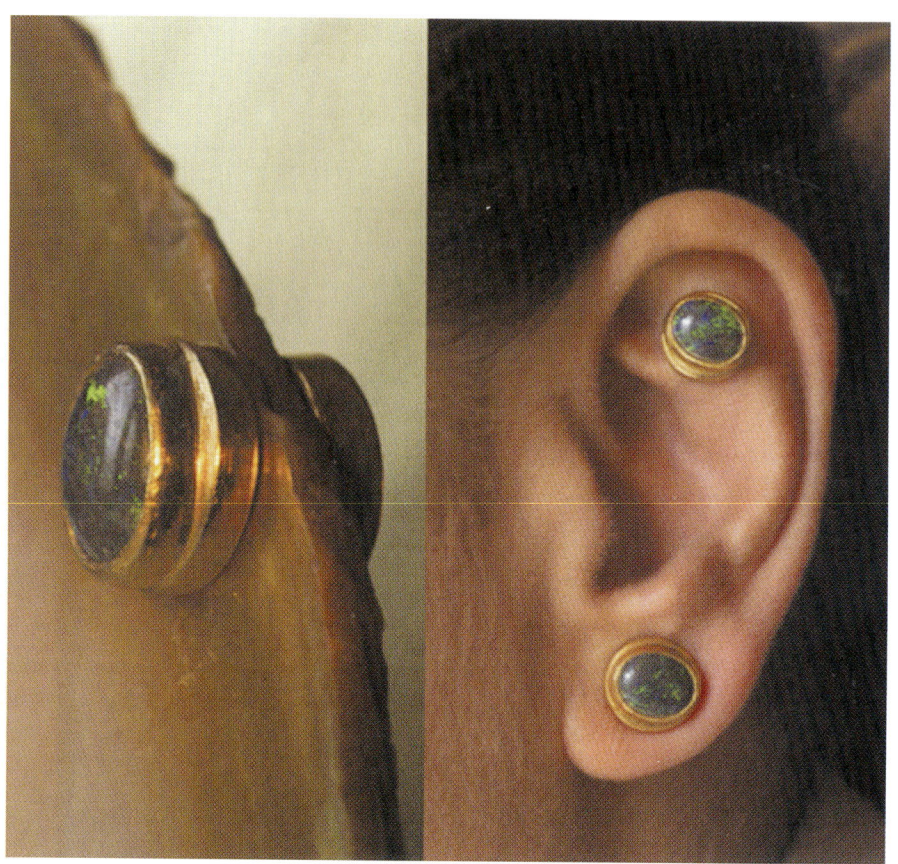

Cette photo représente les boucles d'oreilles magnétiques décrites dans le texte, posées ici sur un coquillage ou encore portées à l'oreille. Les pierres serties sont des opales vert noir.

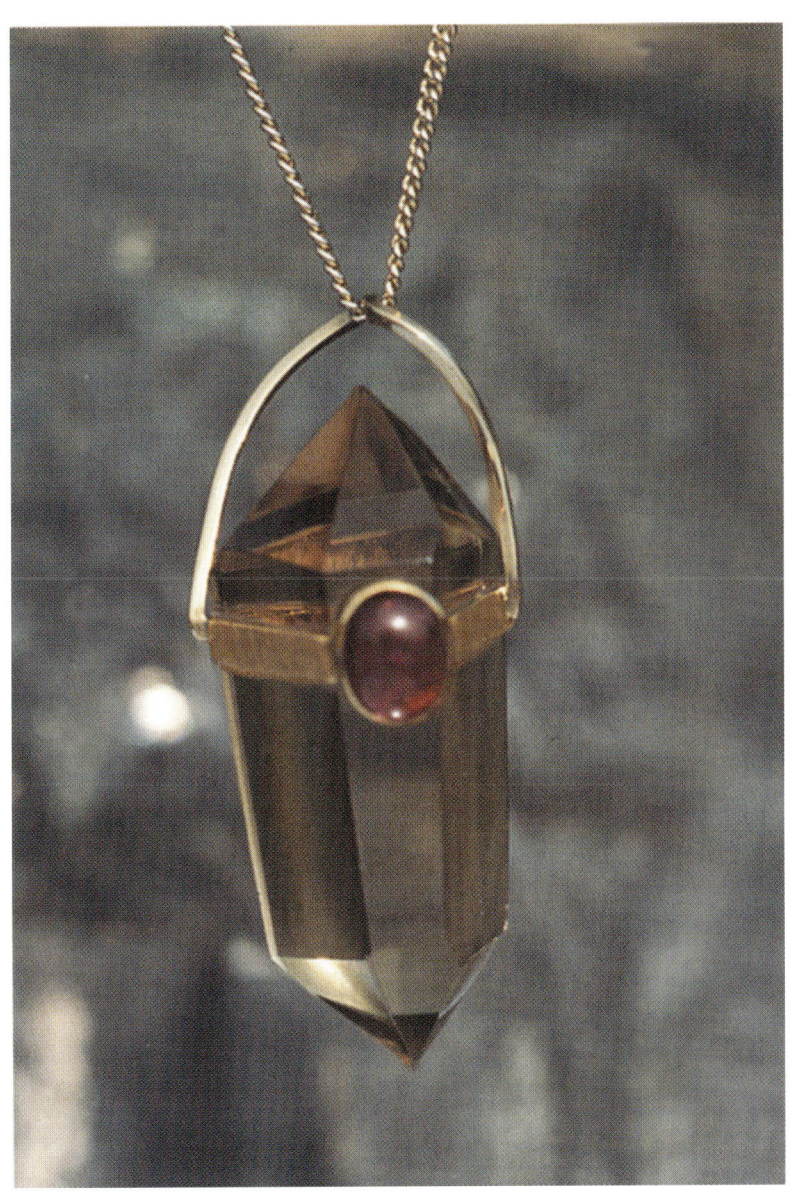

Photo 11

Pendentif en or avec citrine (quartz) à deux pointes et tourmaline rose.

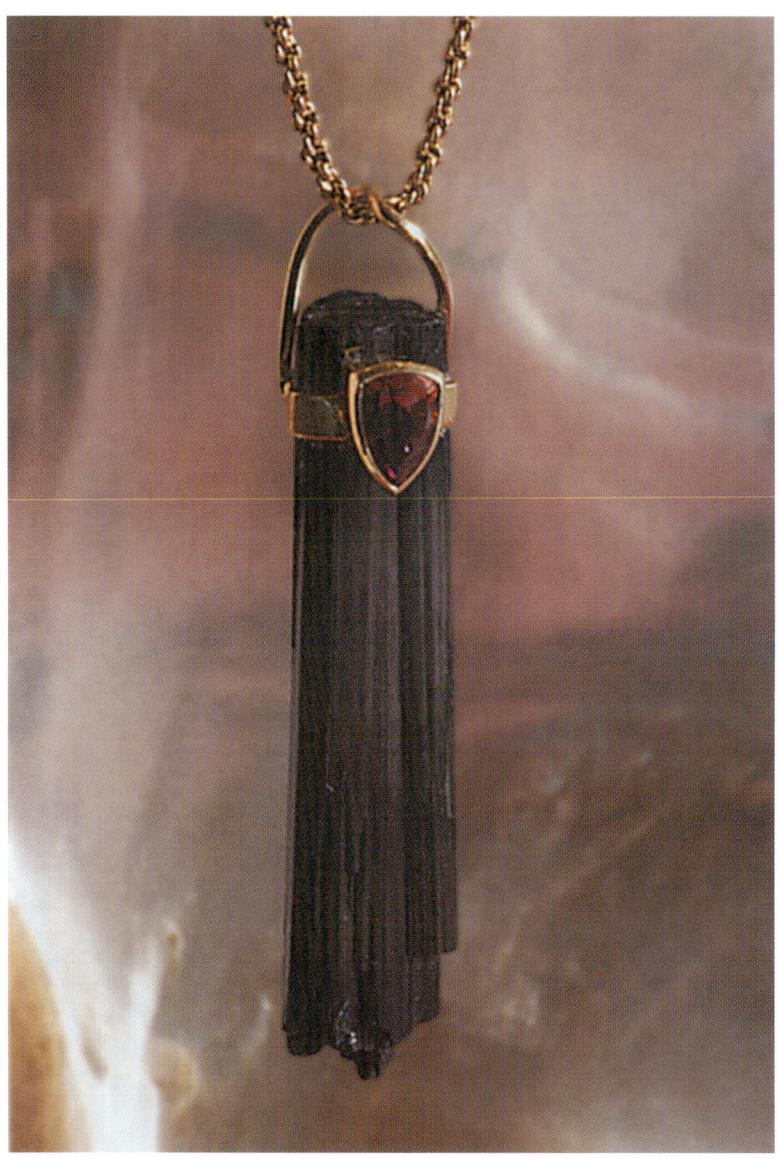

Pendentif en or avec tourmaline bordeaux taillée à facettes et cristal naturel de tourmaline noire.

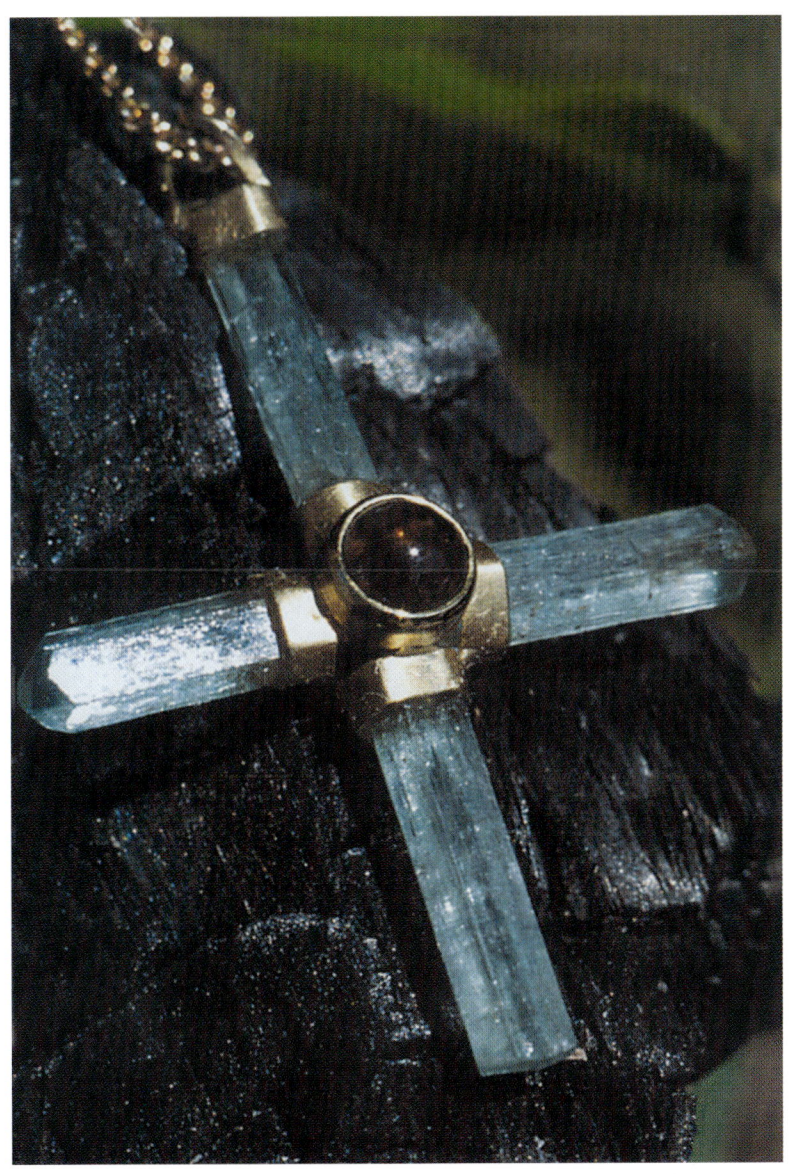

Croix formée de quatre cristaux naturels d'émeraude, avec tourmaline rose au centre.

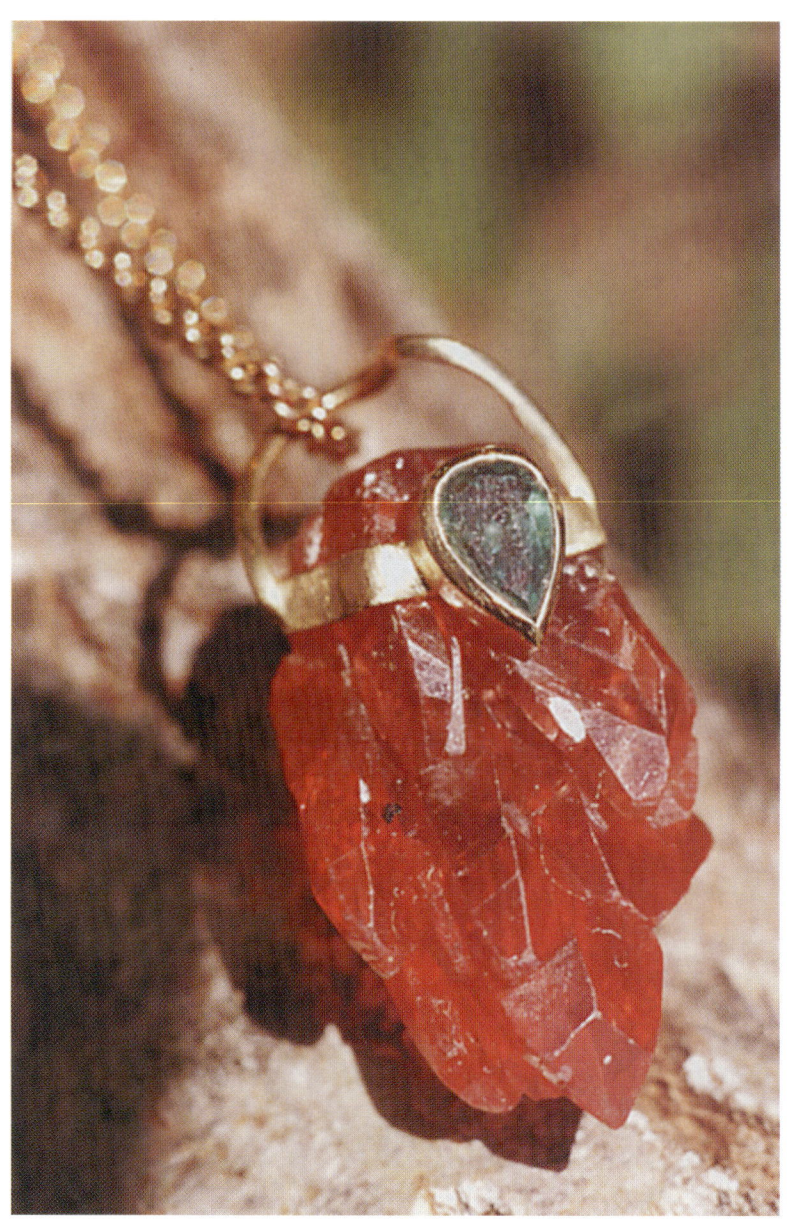

Cristal naturel très rare de rhodochrosite, avec émeraude sertie d'or.

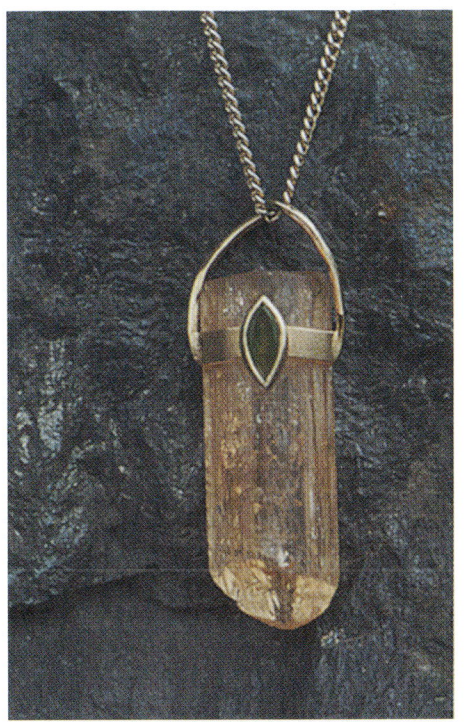

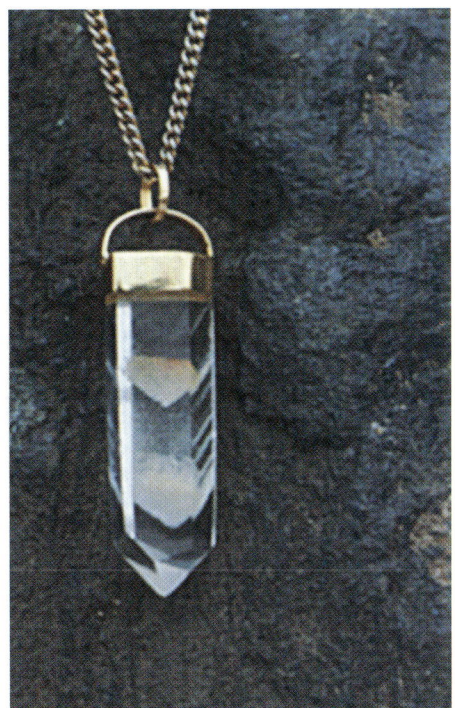

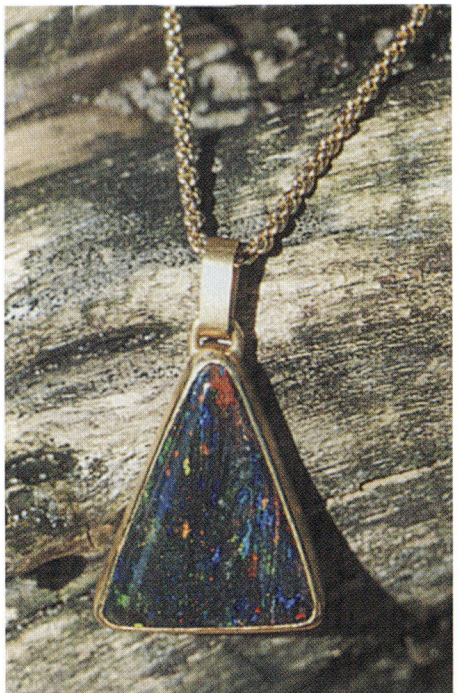

Photo 15

Émeraude sertie d'or sur cristal naturel de topaze dorée.

Photo 16

Pendentif en or avec cristal de roche comportant de multiples fantômes de croissance

Photo 17

Pendentif en or avec une opale noire multicolore extrêmement rare.

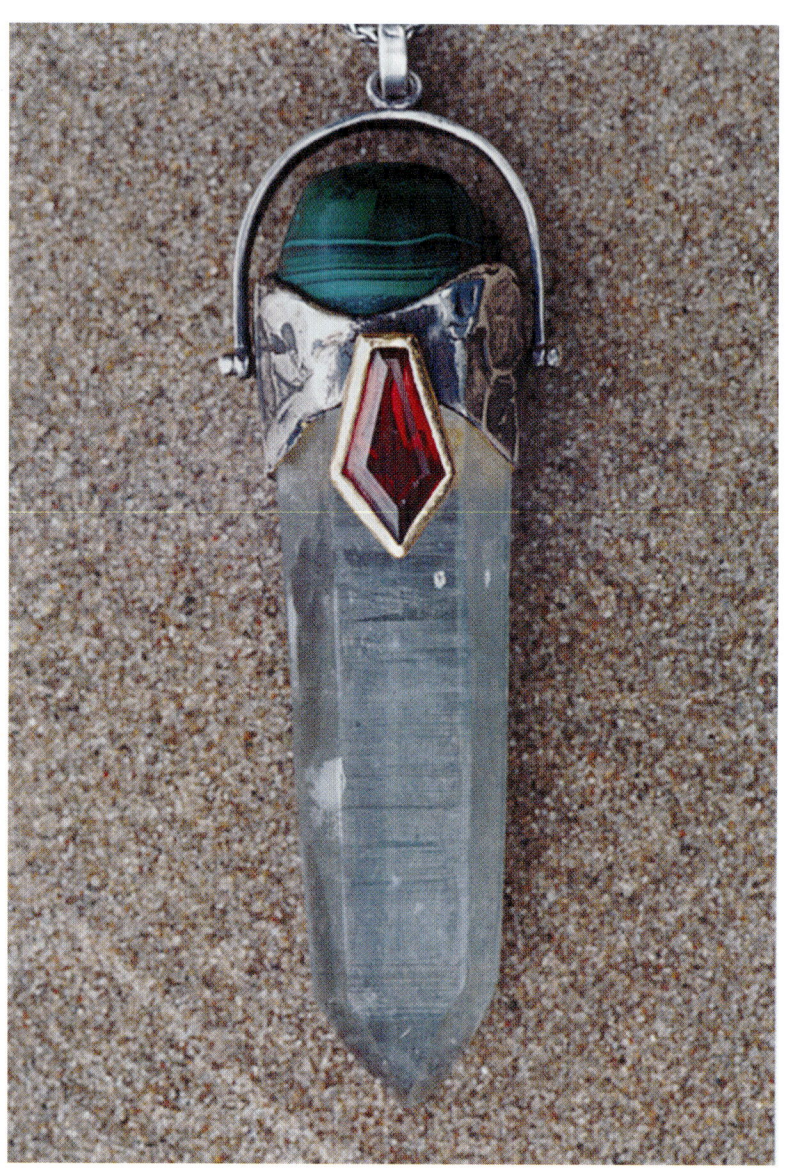

Pendentif royal incluant une grosse pierre de soin en cristal de roche naturel vert d'eau, un gros grenat taillé à facettes et un dôme en malachite serti dans de l'argent vieilli.

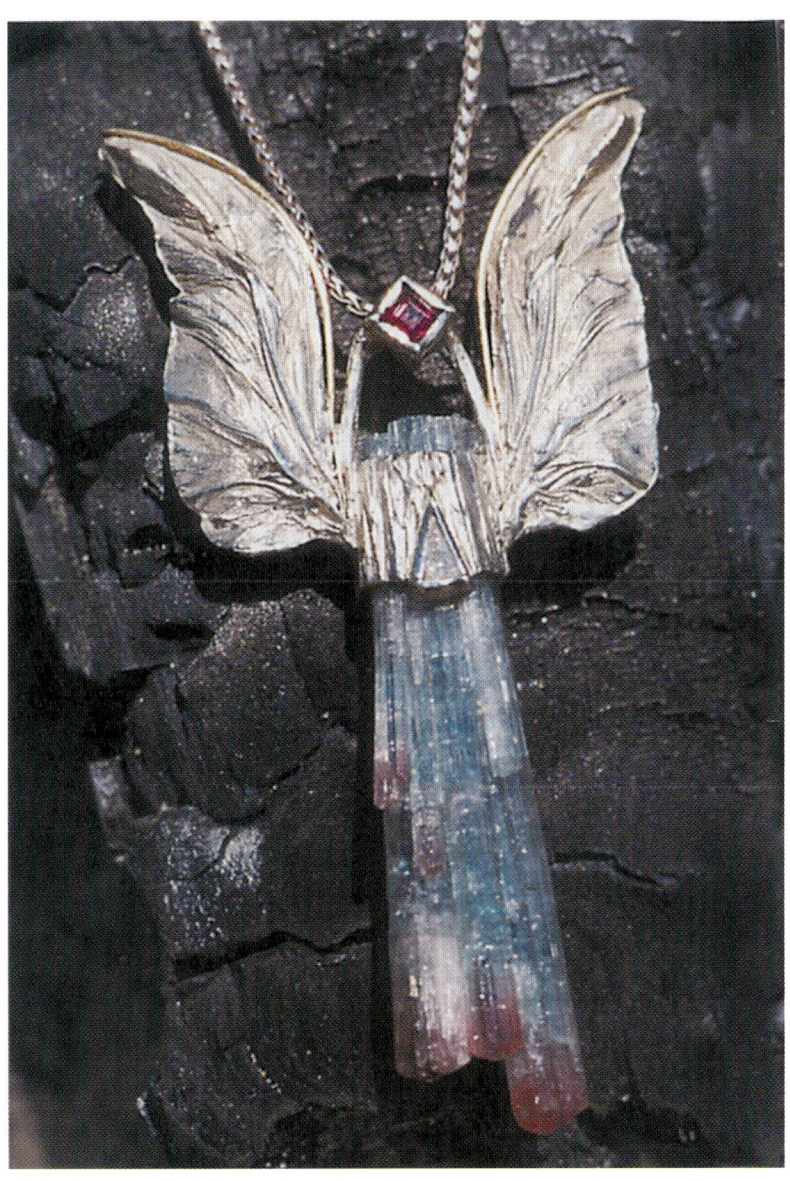

Photo 19

Pendentif royal comportant une tourmaline bleue à inflorescences naturelles
et multiples pointes roses, rubis serti et diamants triangulaires enchâssés dans
de l'or blanc. Représentation originale s'inspirant du battement d'ailes d'une
lucane (cerf-volant) et évoquant un ange.

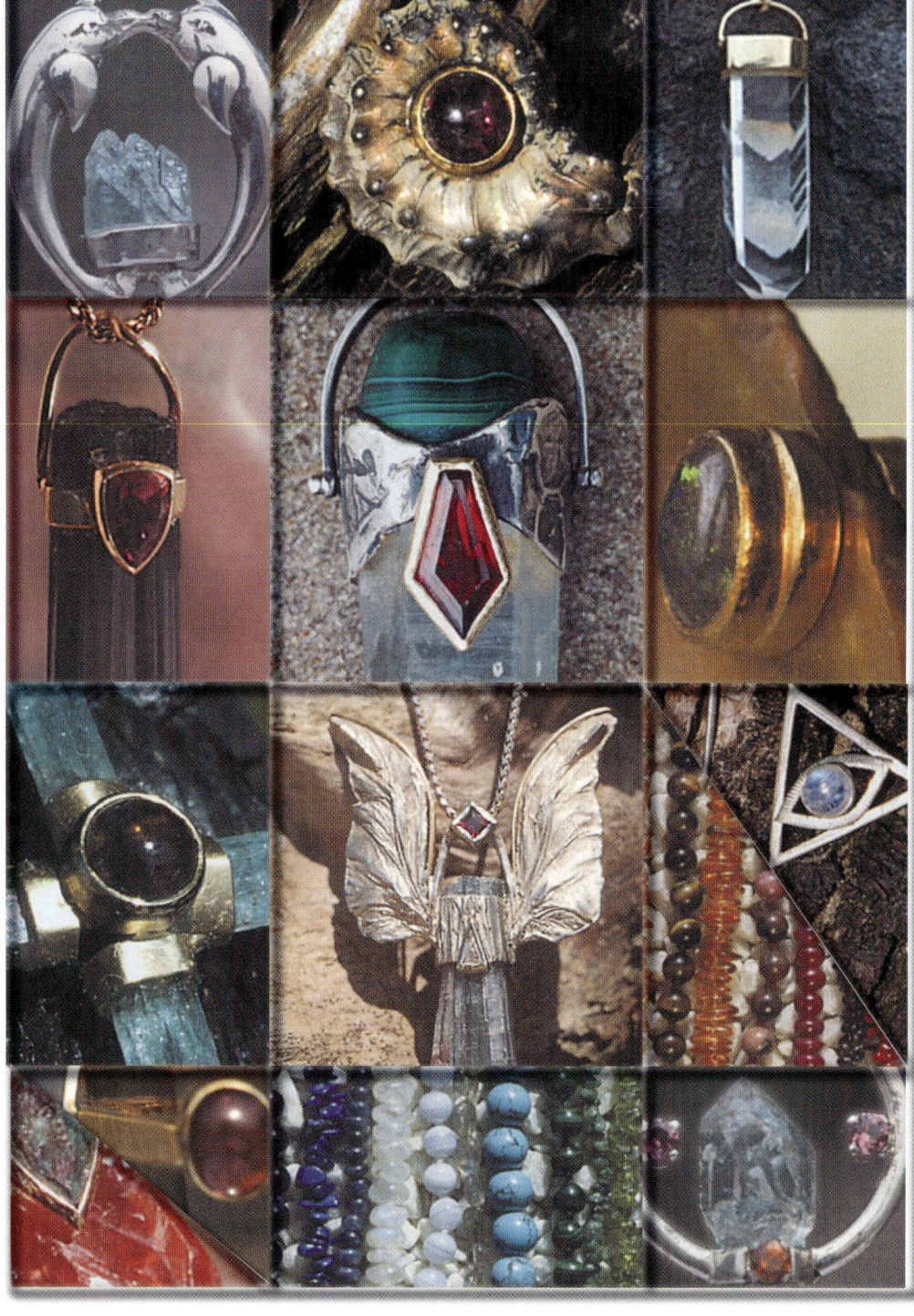

Les bagues

Depuis toujours, les bagues sont des bijoux de prédilection et les femmes notamment en portent souvent (photos n° 7 et 8). Il faut cependant garder à l'esprit que des pierres portées de cette manière agissent puissamment et que leur effet varie considérablement d'un doigt à l'autre. Ceci est dû au fait que les doigts sont traversés par différents méridiens (courants énergétiques utilisés en acupuncture) correspondant à différents circuits énergétiques et organes de notre corps. Ainsi les bagues ont un effet stimulant sur le méridien du doigt qui les porte. Parfois notre intuition nous dit qu'une bague serait mieux sur un autre doigt que celui qui lui correspond par sa taille – ce que des tests énergétiques peuvent confirmer. Dans ce cas, il ne faut pas hésiter à la faire agrandir ou rétrécir pour la porter au doigt qui lui convient. La plupart des bijouteries proposent ce service pour une somme modique.

Je suis très dubitatif quant au bien-fondé énergétique lorsque je vois une femme porter une ou plusieurs bagues à chaque doigt. Cela lui convient-il vraiment et ne risque-t-elle pas une stimulation chaotique des circuits énergétiques de son corps ? La science millénaire de l'astrologie indienne associe depuis toujours chaque doigt à une planète de notre système solaire. Des calculs complexes permettent d'indiquer à celui qui cherche conseil une des douze pierres de santé traditionnelles qu'il doit porter au doigt, dont la planète correspondante n'a pas assez de poids dans son signe zodiacal ou est «brûlée» par une trop grande proximité avec le soleil. De cette manière, on cherche à équilibrer la psyché et la situation corporelle en rétablissant l'harmonie. Comme la plupart des pierres connues et utilisées aujourd'hui ne font pas partie du répertoire astrologique indien classique, je n'irai pas plus loin dans l'évocation de cette approche au demeurant fort intéressante.

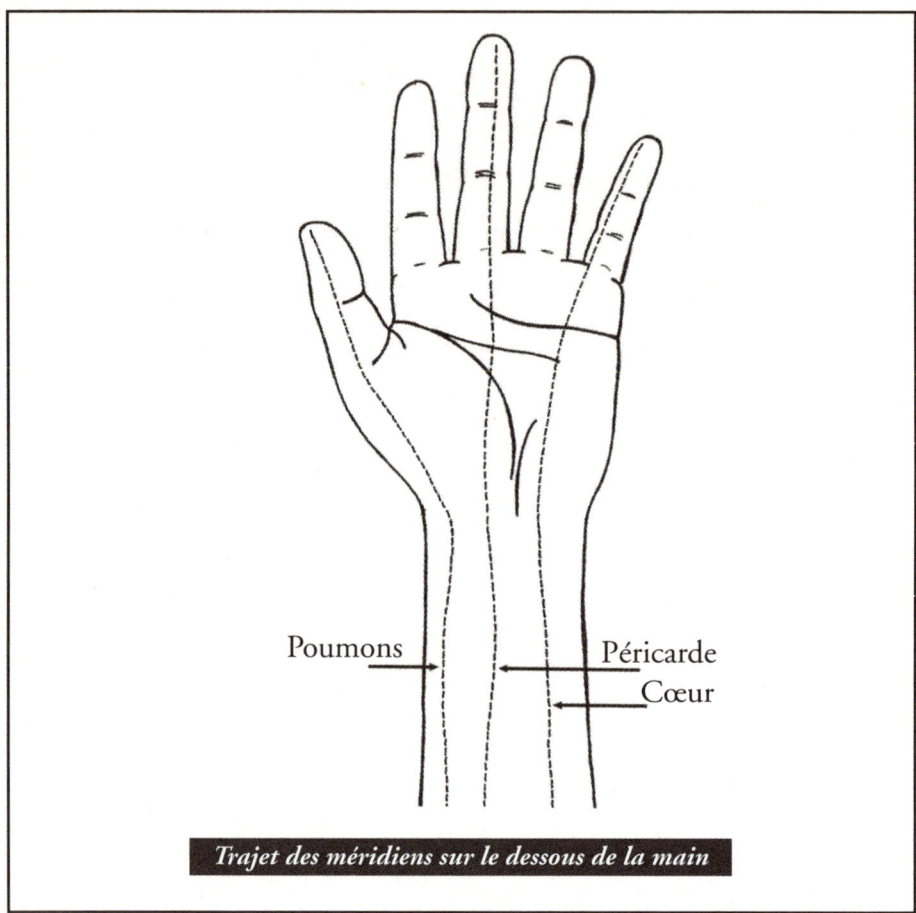

Poumons   Péricarde

Cœur

Trajet des méridiens sur le dessous de la main

Le trajet des méridiens dans les différents doigts me semble plus accessible pour le novice et j'aimerais l'expliquer ici. Les canaux énergétiques fonctionnent par paires et constituent des circuits fonctionnant selon deux pôles opposés qui doivent s'harmoniser dans un rapport énergétique équilibré pour préserver la santé du corps. Si l'équilibre entre les deux canaux est contrarié en permanence par des influences intérieures ou extérieures, les premiers symptômes peuvent apparaître et entraîner par la suite de graves maladies. La jonction des méridiens passant par la main a lieu dans les doigts. Les trajets sont identiques dans la main gauche et dans la main droite, symétriques à l'axe du corps. La première paire est formée par le méridien des poumons et le méridien du gros intestin. Le **circuit énergétique des poumons** est déterminant pour l'énergie nécessaire à notre activité externe. Dans le jeu complexe des circuits énergétiques, il est considéré comme le «ministre» ; il représente la surface du corps par laquelle nous percevons des influences extérieures, comme la lumière et l'air, et éliminions les toxines par la transpiration. C'est lui qui régit nos défenses naturelles et notre résistance, par exemple aux influences climatiques.

Les sentiments associés au méridien des poumons sont le chagrin et le deuil. Le déséquilibre énergétique du méridien des poumons se manifeste, outre ces sentiments, par des douleurs, des problèmes de motricité, une toux chronique et grasse, de l'asthme, des infections grippales, des douleurs au niveau de l'épaule, une faiblesse énergétique, l'essoufflement, la fatigue, la tendance à la transpiration, une sensation de chaleur dans la poitrine, la bouche sèche, les éternuements et maux de tête, pour ne citer que les symptômes les plus importants.

Le méridien des poumons descend de la gorge vers l'épaule/la clavicule et passe par la face intérieure du bras et de la main pour se terminer dans **le pouce**, à peu près à la naissance de l'ongle. Le pouce est donc le premier doigt de notre main par lequel nous pouvons agir sur ce circuit énergétique et sur les symptômes correspondants en portant des pierres de soin montées sur des bagues. La couleur qui lui est associée par la médecine chinoise traditionnelle (MCT) est le blanc. Ainsi les bagues en cristal de roche, diamant, pierre de lune ou saphir blanc joueraient ici un rôle stabilisateur. Mais aussi des pierres vertes comme l'émeraude, l'olivine, la tourmaline verte, le chromodiopside et surtout la malachite, et des pierres roses comme le quartz rose, la tourmaline rose, la rhodochrosite, la rhodonite, le rubis rose ou le corail rose seraient énergétiquement adaptées et devraient avoir une action bénéfique, car ces couleurs ont un pouvoir curatif et régénérateur sur les poumons.

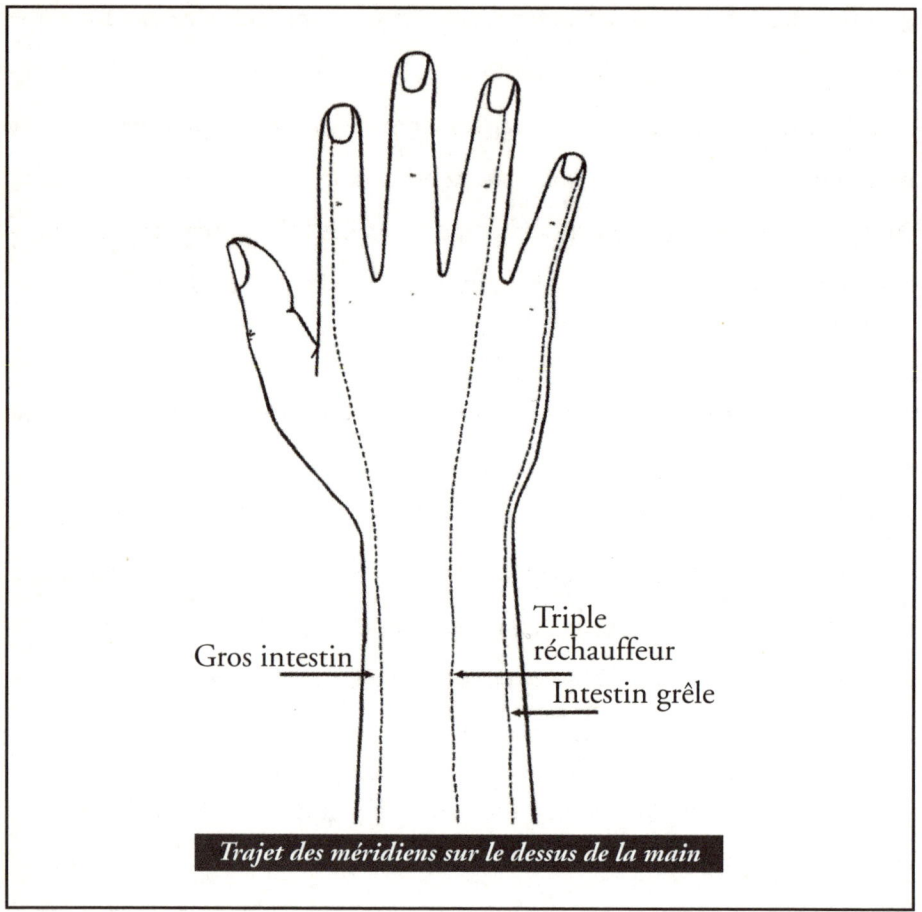

Trajet des méridiens sur le dessus de la main

Le méridien des poumons devient ensuite **le méridien des gros intestins** en remontant par la face extérieure de **l'index** et le dos de la main, l'avant-bras et le coude jusqu'à l'épaule. Dans le système de circulation énergétique il joue le rôle d'un 'médiateur' et prolonge le processus de transformation des aliments absorbés. Le déséquilibre du méridien du gros intestin se manifeste par les symptômes suivants : enflure du cou, angine, douleurs dentaires, nez bouché, maux de gorge, sensation de froid aux dents, caries, problèmes d'audition, raideurs, douleurs à l'estomac, diarrhée, urine abondante, selles malodorantes et inflammation de l'anus. Le déséquilibre du méridien du gros intestin et de l'appareil digestif lui correspondant est dû en général à une alimentation déséquilibrée, à la prise d'antibiotiques qui détruisent les bactéries naturelles de l'intestin ou encore à des sentiments ou des émotions mal digérés comme la colère. On peut donc conseiller pour l'index les pierres jaune d'or, orangées allant jusqu'au brun comme la topaze dorée, la cornaline, le diamant couleur cognac ou marron, l'ambre, la citrine foncée ou le jaspe qui exercent une action stabilisatrice sur l'appareil digestif.

Le majeur se caractérise par le passage du **méridien du péricarde** qui descend de l'épaule par la face interne du bras et se termine à l'extrémité du majeur. Les textes classiques décrivent le circuit énergétique du péricarde comme 'messager dépendant' à l'origine de sentiments comme le désir et la joie. Le déséquilibre se manifeste par les battements violents du cœur, les crises d'hilarité, la dépression, la raideur du cou, les douleurs au cœur, les insomnies, l'anxiété, les vertiges ou les comportements maniaco-dépressifs. Les pierres ayant une action stabilisatrice seraient les pierres de couleur verte ou rose (comme plus haut) et rouges comme le grenat ou le rubis, le diamant rouge, le corail rouge, le jaspe ou l'opale rouge. Une certaine prudence est cependant de mise quant à l'usage des pierres rouges, car elles stimulent le Yang, c'est-à-dire l'énergie du corps s'apparentant au feu. Si le méridien présente d'emblée une surcharge énergétique, ces pierres peuvent nuire à son équilibre ; et il convient, tout comme pour les autres méridiens, de recourir aux pierres «rafraîchissantes» bleues, par exemple le lapis-lazuli, la topaze bleue, l'aigue-marine, le saphir ou la tourmaline bleue.

Le méridien formant une paire avec le méridien du péricarde est **le méridien triple réchauffeur** qui remonte par la face externe de **l'annulaire** vers l'épaule en passant par le bras. Son rôle est de réguler la circulation des sucs corporels. La médecine chinoise le décrit comme un «aqueduc». Il alimente l'individu en liquides corporels et il est considéré comme étant à l'origine de l'énergie constructrice et défensive. Les symptômes classiques associés à ce méridien sont les troubles de l'audition allant jusqu'à la surdité, les maux d'oreilles, les étourdissements, les enflures de la joue, les contractures ou la fatigue du coude, les contractures de la langue, les acouphènes, l'hémiplégie faciale, l'épilepsie, les nausées et vomissements. Le rôle du triple réchauffeur est de réguler la chaleur des différentes parties du corps ainsi que son irrigation en liquides. Pour cette raison, de nombreuses pierres de natures très différentes portées sous forme de bague à ce doigt si bien nommé annulaire, peuvent avoir une action bénéfique sur ce méridien, qu'il soit en suractivité ou en sous-activité. En cas de frilosité ou de tendance aux mains et pieds froids, une pierre noire tel que l'onyx, la pierre de Saint-Vincent, le quartz fumé (appelé aussi topaze fumée), le diamant ou le corail noir semblent appropriés. Plus stimulantes et tonifiantes encore sont toutes les pierres de couleur rouge. Si, à l'inverse on souffre de bouffées de chaleur (par exemple à la ménopause), de fièvres ou d'inflammations, on choisira les pierres bleues pour leur effet rafraîchissant et apaisant déjà évoqué plus haut. En présence d'une tendance aux engorgements des liquides corporels (engorgement lymphatique ou oedèmes), c'est souvent des pierres de couleur jaune verdâtre ou dorée comme la citrine véritable, la topaze jaune, l'olivine, la tourmaline verte, la chrysoprase, la fluorapatite ou l'héliodore qui apportent un soulagement.

Les deux derniers méridiens présents sur la main passent tous deux par l'auriculaire et forment la paire cœur/intestin grêle. Le **méridien du cœur** descend par la face interne du bras, passe entre **l'annulaire et le petit doigt** puis parcourt la face interne de l'auriculaire pour se terminer à la naissance de l'ongle. On le désigne comme le 'seigneur' des circuits énergétiques. En tant que force créatrice il détermine la personnalité et lui donne sa cohésion. Toutes les forces tournées vers l'extérieur sont soumises à l'influence de cette instance de coordination et de cohésion.

Il domine l'ensemble du système des flux énergétiques et gère la transformation de l'énergie constructrice en liquides corporels porteurs d'énergie, notamment le sang. Il trouve son expression extérieure dans le visage et se manifeste notamment par le teint, la peau, le rayonnement personnel et la fraîcheur. L'émotion qui lui est associée est le bonheur et la joie de vivre. Les symptômes typiques d'un déséquilibre du méridien du cœur sont les douleurs au niveau de la poitrine, les bouffées de chaleur, les douleurs dans la paume de la main, la raideur de l'avant-bras, les faiblesses énergétiques, les battements violents du cœur, la fatigue, l'essoufflement, le teint pâle, la transpiration nocturne, la sensation de cœur serré, de froid, l'anxiété, les troubles de la mémoire, les vertiges, la nervosité, les aphtes, l'angine de poitrine, les nausées, les malaises allant jusqu'à la perte de conscience. La médecine chinoise lui associe la couleur rouge. L'auriculaire est donc le doigt idéal pour des bagues à pierres rouges comme le grenat, le rubis, l'opale de feu, le corail rouge et bien d'autres. Le rouge est depuis toujours la couleur du cœur, du sang et de l'énergie vitale. Mais la médecine chinoise nous apprend aussi qu'un soudain excès de joie ou d'extase peut rendre malade et même provoquer, dans de très rares cas, la mort par infarctus. Une personne présentant d'emblée un risque cardiaque ou souffrant d'hypertension artérielle devrait ainsi, tout comme une personne tellement heureuse qu'elle plane au septième ciel, renoncer aux pierres rouges pour éviter une trop forte stimulation énergétique et préférer les pierres bleues apaisantes.

De même, les pierres rouges sont à éviter lorsqu'on porte un stimulateur cardiaque. J'ai moi-même été témoin de l'effet provoqué par une pierre rouge chez une personne appareillée d'un pacemaker. Ce dernier s'est littéralement emballé, ce qui peut être dangereux, car les pierres rouges renforcent le cœur et fonctionnent en quelque sorte comme un «stimulateur cardiaque naturel.»

Pour finir, nous arrivons au dernier méridien passant par la main, **le méridien de l'intestin grêle**. Il naît sur **la face externe de l'auriculaire**, à peu près à l'extrémité extérieure de la naissance de l'ongle, et remonte par le bord externe de la main vers l'omoplate. Les symptômes classiques du dysfonctionnement de ce méridien sont les douleurs au niveau du cou et de l'épaule, les troubles de l'audition ou de la vision, les furoncles, les pellicules, la faiblesse musculaire, les douleurs dans le bras et le coude, le diabète, l'épilepsie, les acouphènes, les saignements de nez, la surdi-mutité ou le tressaillement des doigts. Étant donné qu'il alimente en énergie l'intestin grêle et l'appareil digestif, ce sont les pierres de couleur jaune et dorée comme la topaze claire dorée, la citrine, l'ambre clair, le diamant jaune, le saphir jaune ou le béryl doré qui, portés au petit doigt, auront un effet stabilisateur.

Comment choisir sa bague idéale ?

Le chapitre précédent montre qu'il n'est pas facile de trouver la bague qui convient le mieux et aurait un effet énergétique optimal. Je vais donc résumer ici les étapes principales et les critères à prendre en considération avant l'achat ou la commande d'une pierre montée sur une bague.

Faites des tests à l'aide d'un pendule pour définir la pierre optimale, celle qui sera la plus bénéfique au doigt auquel vous la destinez. Testez aussi le métal adapté (or jaune, argent, or blanc, platine), ou demandez conseil à un radiesthésiste sérieux connaissant les principales pierres de santé. Pour être efficace, une pierre portée au doigt doit être d'un carat d'au moins 2 grammes. Elle ne doit pas être montée sur une plaque de métal car elle sera plus efficace si elle est en contact direct avec la peau. Le prix des pierres polies ou taillées à facettes varie considérablement en fonction de la qualité de la couleur, de la pureté et du polissage. Il est souvent plus rentable de choisir une plus grosse pierre avec de petites impuretés que d'investir la même somme pour une petite pierre de plus belle eau. De plus, la bijouterie moderne découvre de plus en plus le charme que présentent certaines impuretés ou variations de couleurs qui contribuent à la «personnalité» de la pierre. Après tout, personne n'est parfait et sans défaut, pourquoi le demanderait-on à une pierre ?

L'association de différentes pierres ou couleurs sur une même bague n'est pas sans poser problème. Pour être énergétiquement bénéfique, la combinaison doit être parfaitement adaptée à la personne portant la bague et il est vivement conseillé, ici aussi, de la tester avant l'achat ou la commande. Il en est de même pour les petits diamants entourant habituellement la pierre, car les diamants, en tant que pierres de santé, ne conviennent pas à tout le monde. Dans tous les cas, il faut éviter les pierres teintées artificiellement ou ayant subi un traitement aux rayons X qui peuvent être nocives pour la santé. Les bijoutiers établis depuis longtemps ont généralement en stock des pierres qui n'ont pas subi de traitement radioactif, bien que cette pratique soit de plus en plus courante pour intensifier la couleur de certaines pierres précieuses (émeraudes, rubis, saphirs, topazes, diamants).

Si vous avez l'intention de vous faire confectionner une bague sur mesure, veillez à ce que les différents coûts restent dans des proportions raisonnables. Les prix de la pierre, du métal et de la main d'œuvre ne doivent pas présenter un trop grand écart. Faire monter à grand frais en Allemagne une pierre achetée bon marché sur un lieu de vacances est aussi peu raisonnable que de faire monter une pierre coûteuse dans un pays du tiers monde avec de l'or de mauvaise qualité.

Si vous travaillez beaucoup de vos mains et si cela implique que votre bague sera soumise à des chocs avec les objets, évitez les pierres fragiles comme les opales qui éclatent facilement et choisissez une monture protégeant au maximum la pierre (pas de serti griffe).

Avant de passer la bague, procédez à une purification énergétique, par exemple en la maintenant sous l'eau courante ou au moyen de l'énergie subtile (balayage par un mouvement de la main ou l'envoi d'un rayon lumineux spirituel). Ceci est d'autant plus important lorsqu'il s'agit de bijoux de famille qui ont été portés longtemps par leurs propriétaires précédents.

Ne portez pas vos bagues tous les jours - ni d'ailleurs, vos autres bijoux - et surtout pas de façon ininterrompue pendant plusieurs années. Cela serait comme si vous continuiez à prendre pendant des années un médicament homéopathique qui vous a fait du bien à un moment donné. Il en résulterait une surexcitation des méridiens concernés et une réduction éventuelle de la sensibilité aux énergies subtiles. Dans certains cas, le port permanent de pierres peut même, à la longue, provoquer des symptômes désagréables : légères réactions allergiques, nervosité et irritabilité avec les pierres stimulantes ; fatigue, manque d'énergie ou de concentration quand il s'agit de pierres apaisantes. Portez donc vos bijoux en conscience et essayez de vous rendre compte chaque matin quel est celui qui attire votre regard ou qui vous plait particulièrement ce jour-là, et ne le portez que ce jour-là. Retirez vos bijoux pendant la nuit pour éviter toute surexcitation et purifiez-les énergétiquement après les avoir portés. Il serait, bien sûr, idéal d'avoir recours tous les matins au pendule pour choisir parmi vos bijoux celui qui correspondrait énergétiquement à cette journée ; ce qui est moins compliqué et moins long qu'on ne le croit au premier abord. En effet, le corps sent parfaitement ce qui lui fait du bien et les mouvements du pendule sont sans équivoque quand le test est pratiqué par la personne qui portera les pierres. Vous trouverez à la fin de cet ouvrage un chapitre comportant des indications claires vous permettant d'apprendre rapidement à vous servir d'un pendule.

Les boucles d'oreilles

Les boucles d'oreilles existent depuis la nuit des temps. Elles constituent en effet l'une des plus anciennes formes de bijou que l'on retrouve dans toutes les cultures. Cette universalité peut s'expliquer de deux façons. Lorsque nous regardons quelqu'un, ou nous apprêtons à communiquer avec lui, nous regardons d'abord son visage et, naturellement, les boucles d'oreilles attirent notre attention. Nous les remarquons plus vite que des bagues. Cette forme de bijou permet donc d'embellir, de souligner et d'encadrer la partie du corps qui focalise le plus les regards. Il semble cependant qu'une composante énergétique joue également un rôle dans la popularité des boucles d'oreilles, même si celui-ci est inconscient pour la plupart d'entre-nous.

L'oreille est un organe particulièrement sensible, couvert de zones réflexes reliées aux parties du corps et organes les plus divers, regroupant de surcroît de nombreux points d'acupuncture importants. Il est intéressant de noter que ces points d'acupuncture n'ont pas été découverts par un médecin chinois mais par un français, Paul Nogier, dans les années cinquante du siècle précédent. En 1969, il publie la première cartographie de l'oreille qui servira de base aux travaux de l'académie de médecine chinoise de Pékin dont les résultats sont parus en 1977. Depuis lors, l'acupuncture auriculaire est de plus en plus pratiquée, notamment dans le traitement des douleurs de l'appareil moteur, des névralgies, des syndromes vertébraux et des dépendances. Sur l'atlas de l'oreille publié en 1969 par P. Nogier, le corps humain est représenté en entier sous l'apparence d'un fœtus la tête en bas dont la forme ressemble de façon prodigieuse à celle du pavillon de l'oreille. Dans cette représentation, les points réflexes de la tête se situent sur le lobe de l'oreille, à l'emplacement de la tête du fœtus, ceux des organes internes à l'intérieur du pavillon, ceux des membres sur les circonvolutions externes alors que ceux de la colonne vertébrale sont placés sur le bord externe du pavillon, par analogie à la position d'un fœtus recroquevillé sur lui-même. Sachant cela, un observateur avisé se doutera immédiatement que le fait de percer les oreilles ou de porter des boucles d'oreilles produira un effet similaire à celui de l'auriculothérapie. D'ailleurs, des indices et preuves de ce phénomène sont fournis par les écrits anciens. Ainsi, la tradition veut qu'au Moyen Âge, les pirates aient amélioré et renforcé leur acuité visuelle en portant un puissant anneau d'or. La vision était un sens extrêmement important, voire vital pour eux, si l'on considère les navires militaires qui les pourchassaient. Ils devaient être en mesure de prendre la fuite devant eux et de discerner de loin leurs proies potentielles. Qui n'a pas vu de film de pirates les représentant portant de grands anneaux d'or aux oreilles ?

Si l'on observe le schéma des points réflexes présenté plus bas, nous constatons qu'au milieu du lobe, précisément au centre de cette zone divisée en neuf parties, se trouve le point de projection de l'œil. C'est aussi le point le plus fréquemment utilisé pour le perçage des oreilles ou le port de boucles d'oreilles. Comme nous l'avons vu dans le chapitre consacré aux métaux, l'or possède des propriétés stimulantes et vivifiantes. Par conséquent, la théorie sur l'anneau d'or des pirates semble logique et tout à fait plausible. Mon expérience et de nombreux témoignages ont confirmé les effets bénéfiques des boucles d'oreilles pour la santé, effets qui sont produits sur différentes parties du corps, suivant la zone où elles reposent.

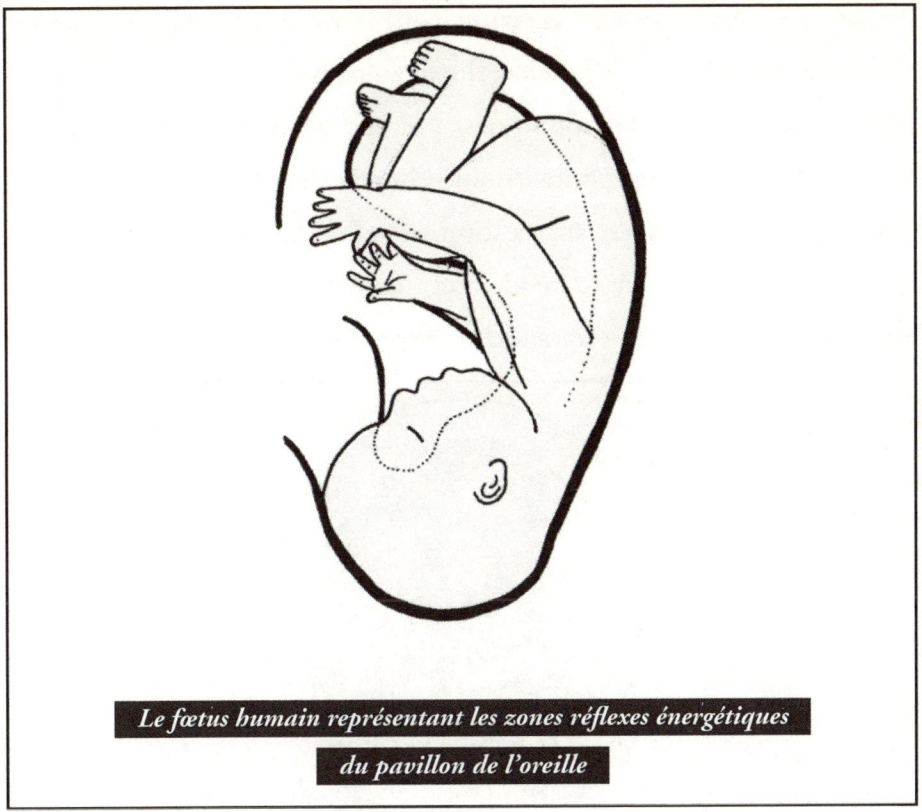

Le fœtus humain représentant les zones réflexes énergétiques du pavillon de l'oreille

Porter des boucles d'oreilles dans la partie supérieure du pavillon, à l'instar des Africaines ou d'un nombre croissant d'Européennes, peut agir sur les points de projection de l'auriculothérapie correspondant aux membres ou à des segments de la colonne vertébrale et produire un effet ciblé sur ces zones si elles sont affaiblies ou perturbées. A l'heure actuelle, face à l'augmentation du nombre de personnes souffrant du dos ou présentant des rhumatismes et des symptômes d'usure aux articulations les plus diverses, il est urgent d'accorder davantage d'attention à cette forme de traitement de renfort, de l'étudier dans la pratique et de la mettre en œuvre de façon ciblée. Toutefois, l'emploi des boucles d'oreilles à des fins énergétiques ne devient vraiment intéressant et ne trouve des applications spécifiques qu'en conjonction avec des pierres de santé montées sur les boucles de sorte que leurs oscillations agissent aussi sur la partie du corps souhaitée. Au lieu de porter à sa guise n'importe quelle pierre précieuse sur n'importe quelle partie de l'oreille, il faut au contraire choisir avec soin les pierres et le métal les plus appropriés ainsi que la partie de l'oreille où placer la boucle afin d'éviter toute irritation nocive. Ici aussi, l'argent calme et apaise, alors que l'or a tendance à stimuler et à revigorer. Les pierres bleues ou violettes rafraîchissent, détendent et tranquillisent, tandis que les pierres rouges apportent vie, excitation et énergie.

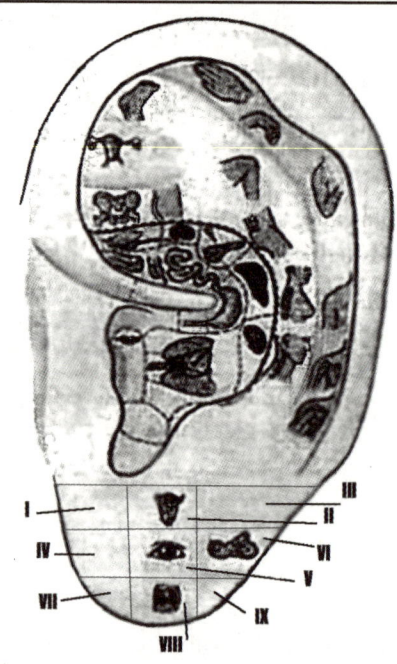

Zone I :   Point de projection des dents de la mâchoire supérieure
Zone II :   Langue
Zone III :   Point de projection des dents de la mâchoire inférieure
Zone IV :   Œil
Zone V :   Oreille interne
Zone VI :   Amygdales

Points d'acupuncture du lobe et du pavillon de l'oreille

et représentation des organes correspondants

Lorsqu'une personne se plaint en permanence de migraines et de céphalées, qui ont dans la plupart des cas pour origine un surplus d'énergie accumulé dans la tête, il se peut que le port d'un grenat, d'un rubis ou d'une opale rouge dans la zone du lobe (qui correspond à la tête) aggrave les troubles en augmentant encore l'apport d'énergie dans la tête. Dans ce cas, il est recommandé de porter dans la zone du lobe une boucle d'oreille en argent ornée d'une pierre bleue comme un saphir, une tanzanite ou un lapis-lazuli.

Le même principe s'applique bien sûr à toutes les parties du pavillon où l'on peut porter une boucle d'oreille. Il convient également de tester la taille de la pierre précieuse car, dans cette zone particulièrement sensible qu'est l'oreille, des pierres trop grosses peuvent rapidement occasionner une trop forte sollicitation et une activation trop puissante, d'autant plus si le bijou est porté sur une longue période.

Toutes ces considérations nous conduisent naturellement à nous demander quel est l'intérêt de se faire percer un trou dans les oreilles ; ce qui nous forcera par la suite à toujours porter des boucles d'oreilles en une seule et unique zone énergétique. Faudrait-il se faire percer un trou à chaque nouveau trouble afin de stimuler le point de projection correspondant ? Outre la douleur de la procédure et le risque répété d'inflammation, d'autres raisons plaident contre cette démarche : comme le fait que les trous non utilisés se rebouchent au bout d'un certain temps, qu'une oreille percée de toute part est franchement inesthétique ou encore que les trous percés entraînent une stimulation énergétique permanente du point d'acupuncture sur lequel ils sont situés. Il faut donc chercher ailleurs.

Les boucles d'oreilles de type clips pourraient être une piste. Toutefois, la majorité des personnes ne supportent pas la pression continue qu'elles exercent. Ensuite, elles peuvent se mettre seulement sur les bords de l'oreille. Enfin, l'effet de la pierre précieuse utilisée est considérablement amoindri par la présence presque systématique d'une plaque de métal à sa base.

M'étant penché sur ce problème depuis plusieurs années, j'ai été ravi de faire la connaissance, lors d'un de mes séminaires, d'une orfèvre viennoise réputée qui, après de longues recherches, avait trouvé une solution à la fois pratique et astucieuse à ce problème.

Cette femme, Madame Defner, avait assisté pendant des années à des congrès d'acupuncture chinoise ; et étudié en parallèle l'utilisation des aimants dans la médecine chinoise avant de découvrir la forme optimale et la possibilité d'utilisation universelle et curative des boucles d'oreilles, dont elle détient le brevet mondial.

Sachant que la médecine chinoise utilise : outre l'acupuncture et la stimulation des points d'acupuncture par la combustion d'armoise, des aimants, placés eux aussi sur les points d'acupuncture, et dont l'effet est apparemment très stimulant (peut-être en agissant sur les particules du sang qui contiennent du fer), elle a recherché pendant des années comment appliquer cette technique plutôt hors du commun aux boucles d'oreilles. Le résultat et les nombreux domaines d'application (voir illustrations) sont étonnants et m'ont tout de suite séduit. C'est ainsi que Madame Defner a trouvé dans les aimants utilisés dans l'industrie, qui sont considérablement plus puissants que les aimants courants, la force la mieux adaptée au corps humain. D'une part, celle-ci produit un effet bienfaisant et stimulant sur les points d'acupuncture ; d'autre part, elle est telle qu'elle conserve son pouvoir d'attraction même à travers les tissus épais comme les oreilles ou la cloison nasale. On évite ainsi de perdre le bijou car il reste bien en place. En l'occurrence, l'aimant est positionné derrière le lobe (où il est à peine visible et peut être monté sur or) alors que la pierre précieuse montée en boucle d'oreille est visible sur le devant de l'oreille (photos n°9 et 10). Un aimant industriel étant également inséré sous la pierre, les deux parties du bijou s'attirent instantanément. Même si l'on secoue la tête avec vigueur, la boucle reste accrochée. Autres avantages, les aimants stimulent le point d'acupuncture qu'ils entourent et, au lieu d'isoler la pierre, s'associent à son énergie. Cette méthode géniale permet non seulement de stimuler presque tous les points de l'oreille mais aussi de trouver rapidement l'endroit optimal pour porter la boucle.

Il est également possible de porter de tels bijoux sur le nez ou sous la lèvre inférieure ; pratique connue de tout temps des Indiens et populaire depuis quelques années en Occident sous le nom de «piercing». Mais ici, pas de risque de blessure au niveau des muqueuses nasales ou buccales. De plus, le bijou, comme les aimants, peut être très facilement retiré avant de manger par exemple. Malgré son coût, c'est ce type de monture que l'on doit recommander lorsqu'on possède une ou deux pierres précieuses de prix que l'on souhaite porter souvent. Elle permet en effet une utilisation plus variée et plus précise. En outre, ces boucles d'oreilles sont plus faciles à mettre, à retirer et à utiliser pour préserver sa santé.

Pour conclure, encore un mot sur l'effet général des boucles d'oreilles. Indépendamment des points d'auriculothérapie évoqués plus haut, les pierres précieuses montées sur boucles d'oreilles influent en principe sur tout le corps et en particulier sur le cerveau. Elles jouent un rôle dans les processus de la mémoire et de la conscience, la capacité de concentration, les troubles psychiques, les déséquilibres ainsi que les maladies ayant pour origine un dysfonctionnement du cerveau. Il est donc recommandé de porter en boucle d'oreille toutes les pierres violettes comme l'améthyste ou la sugilite, toutes les pierres bleu mauve comme l'alexandrite ou la tanzanite, toutes les pierres bleu foncé comme le saphir, le lapis-lazuli ou l'azurite. Le diamant blanc peut également se révéler très utile car il renforce le caractère et la capacité de concentration, clarifie et structure les processus mentaux et favorise la résistance mentale et la détermination. Le choix de toutes ces pierres découle de la hauteur à laquelle elles sont portées. Elles ont donc un effet sur les centres énergétiques de la partie supérieure du corps (chakra de la couronne/ violet, chakra frontal / bleu foncé, 8ème chakra sur le dessus de la tête / lumière blanche).

Bien évidemment, il est possible de recourir à la lithothérapie pour contribuer au traitement de troubles au niveau des oreilles, qu'il s'agisse d'une otite ou d'acouphènes (sifflement ou bourdonnement permanent) car les pierres se situant au siège de la douleur, l'oreille, peuvent irradier directement leur flux énergétique. Les problèmes de sinus, de mâchoire, de dents et de gencives peuvent être soulagés par des pierres de soin. Dans ces cas-là, les pierres bleu clair sont appropriées : aigue-marine, topaze bleue, turquoise ou calcédoine. Parmi les pierres citées, l'aigue-marine arrive en tête de liste car son pouvoir puissant s'étend de l'oreille au cou en passant par la mâchoire et les dents. Elle peut aider en cas d'inflammation ou de rhume. Ceci renvoie une fois encore aux couleurs attribuées aux différents chakras évoquées dans les chapitres précédents car le bleu clair correspond à la zone du cou et de la mâchoire et rejoint un fait scientifique : l'oreille, la mâchoire et le cou proviennent d'un même tissu embryonnaire, le blastoderme.

L'effet des boucles d'oreilles sur cette partie du corps augmente dans la proportion où la pierre s'en rapproche. Par conséquent, les longs pendants dont les pierres arrivent au niveau de la bouche ont un effet plus fort sur le chakra du cou qui gère la parole, la communication et l'expression.

Un jour, lors d'un de mes séminaires, j'ai pu assister à cet effet de façon très concrète. L'une des participantes se sentait très attirée par une paire de boucles d'oreilles que j'avais apportée à titre de démonstration. Ces boucles étaient ornées de topazes de couleur miel à leur extrémité. L'ayant encouragée à les essayer, j'ai été impressionné, comme toutes les personnes présentes, par l'effet perceptible de ces bijoux. D'un naturel plutôt timide, cette femme a commencé à s'exprimer avec éloquence, à prendre la parole sans arrêt et à raconter délibérément des choses très personnelles. Tout cela était contraire à son comportement habituel.

J'ai souri de stupéfaction en comprenant la raison du changement : les pierres jaune d'or confèrent optimisme, confiance en soi, courage et pleine conscience de ses actes. Dans le cas en question, les pendants descendaient au niveau de la bouche et du larynx ; les pierres ont donc agi directement sur la façon dont la participante communiquait et s'exprimait. Cet exemple montre que tous les types de pierres précieuses, de quelque couleur qu'elles soient, peuvent avoir un effet positif sur toutes les parties du corps, si elles répondent aux besoins de la personne, même si, au premier abord, on lui aurait attribué une pierre d'une autre teinte. C'est pourquoi il faut toujours tester la concordance énergétique des pierres, sauf si l'on décide de se fier à son instinct et d'essayer un bijou qui nous attire comme par magie. Si, au bout d'un certain temps, on se sent parfaitement bien, c'est souvent la preuve que l'on tient le bijou adapté.

Le piercing

Aucune autre mode n'a connu un engouement aussi fort que le piercing au cours de ces dernières années. Pour cette raison, je consacre un chapitre à ce sujet, quoique je n'adhère pas à ce phénomène.

Il convient de dire clairement qu'il est, non seulement contre nature, voire brutal, de se faire percer certaines parties du corps mais aussi que cela peut nuire à la santé si l'on ne tient pas compte de certains aspects. Je vais donc expliquer quelques lois énergétiques et donner quelques conseils importants à respecter impérativement si l'on projette malgré tout d'avoir un piercing.

Lorsqu'on se fait poser un piercing, le risque d'inflammation est très élevé car chaque blessure, si petite soit-elle, permet à des bactéries de pénétrer et de proliférer dans la plaie. Un soin particulier doit donc être apporté à la désinfection, à la guérison de la plaie et à son traitement ultérieur (par exemple à l'aide d'une crème aux fleurs du Dr Bach). Le corps humain comporte des centaines de points d'acupuncture, donc de points chargés en énergie, susceptibles de subir une sollicitation excessive à la longue. En effet, la présence d'un objet métallique en de tels points peut avoir l'effet d'une acupuncture permanente, ce qui peut se révéler extrêmement perturbateur au fil du temps, surtout dans les zones sensibles que sont les sourcils, les oreilles ou les lèvres, et bouleverser les flux énergétiques propres au corps. Le temps passant, cette perturbation peut se traduire par des symptômes affectant des parties du corps éloignées des piercings mais reliées à eux par les méridiens.

Les piercing dans le sourcil, siège de nombreux points d'acupuncture, risque de surexciter certains points d'énergie au point de faire pleurer les yeux en permanence, gêner la vue ou provoquer des maux de tête.

Un piercing qui me paraît particulièrement dangereux est celui de la bouche et de la langue car les muqueuses sont très sensibles et réagissent violemment aux inflammations. Le piercing dans la bouche est à déconseiller formellement pour la raison supplémentaire suivante : le métal du piercing peut produire un courant de fuite en interagissant avec d'autres métaux présents dans la cavité buccale (amalgames, couronnes en or). Or ce courant peut être la cause de troubles importants.

L'une de mes connaissances souffrait depuis des années de crises d'épilepsie à cause desquelles elle devait suivre un traitement médicamenteux permanent. S'efforçant par ailleurs de mener la vie la plus saine possible, elle a décidé un jour de se faire retirer tous les amalgames qu'elle avait dans la bouche car ces derniers comportent divers métaux responsables de courants de fuite perceptibles. Ceci fait, elle constata à sa grande surprise que ses crises d'épilepsie récurrentes avaient disparu. Apparemment, ces courants électriques avaient interféré avec les impulsions électriques ténues qui parcourent le cerveau au point de provoquer ses crises d'épilepsie.

A tous ceux qui souhaitent tout de même un piercing, suivez ces conseils importants : ne lésinez pas sur le métal utilisé. Le titane me semble le plus approprié car il est le moins allergène. C'est aussi pour cette raison qu'il est employé pour fabriquer les vis pour fracture osseuse ou les implants maxillaires. Le platine et l'or sont deux autres possibilités parmi les métaux précieux. Dans les parties du corps comme les oreilles, les ailes du nez ou les lèvres, il est possible d'utiliser des bijoux aimantés afin d'éviter d'avoir à pratiquer un trou (voir le chapitre précédent). Si l'on adopte un piercing, il faut au moins procéder à un rééquilibrage énergétique en choisissant un bijou portant une pierre curative de grande valeur. Pour cela, seules les pierres dont la couleur correspond naturellement à la partie du corps doivent être sélectionnées. Du sommet du crâne aux sourcils, il faut porter des pierres violettes ou bleu foncé (améthyste, saphir, tanzanite, alexandrite ou lapis-lazuli). Dans la région comprenant les oreilles, le nez, les joues et la bouche, le choix se portera sur des pierres bleu clair comme l'aigue-marine, la calcédoine, la tourmaline bleue ou la célestine. Sélectionnez pour la poitrine des pierres vertes ou rouge rosé (rubis, rhodochrosite, grenat, tourmaline rose ou verte, émeraude ou olivine). A tous les amateurs de nombrils percés, je recommanderais d'opter pour des pierres orangées comme l'ambre, la topaze dorée, la citrine ou la cornaline qui renforcent le hara, le point central de l'énergie corporelle.

Aux jusqu'au-boutistes du piercing qui en portent sur leurs parties génitales, je conseillerais des pierres rouges ou noires comme l'onyx, l'obsidienne, le quartz enfumé, l'hématite, le saphir étoilé noir, le rubis, le grenat ou le spinelle. Dans cette partie du corps, un piercing, comme l'utilisation des pierres appropriées, peut entraîner un état d'excitation sexuelle permanente ; ce qui peut avoir à long terme un impact négatif sur l'équilibre énergétique du corps et déboucher sur une atonie, un état d'épuisement et d'apathie. En principe, il est recommandé de tester le bijou à l'aide d'un pendule afin de s'assurer que la pierre et le métal sont adaptés. Il faut éviter de porter le piercing de façon permanente et le retirer de temps à autre afin de diminuer l'intensité des stimulations énergétiques.

Les pierres de santé en pendentif

A mes yeux, les pendentifs en pierres précieuses, portés au bout d'une chaîne, constituent les bijoux les plus fascinants ; et c'est en utilisant de cette manière des pierres de santé que j'ai fait, au cours des années passées, les expériences les plus efficaces d'auto-guérison, chez moi comme chez d'autres personnes. Voilà pourquoi j'ai décidé de me consacrer à ce type de bijoux, menant des recherches poussées, sollicitant l'aide de plusieurs orfèvres pour dessiner et développer ma propre ligne de bijoux à partir de pierres de soin susceptibles d'exercer un effet bénéfique sur la santé et d'équilibrer les émotions. Naturellement il fallait adapter le pendentif à la personne qui devait le porter en variant les combinaisons de pierres, la forme et la grosseur, et respecter les principes énergétiques de base qui seront détaillés plus loin.

Comme on trouve sur le marché une infinité de formes et de styles de pendentifs en pierres précieuses, j'ai exploré pendant des années les possibilités les plus diverses pour tester l'efficacité des pierres de santé travaillées et montées en pendentifs ; et je suis arrivé à la conclusion qu'il existe des différences considérables au regard de l'efficacité et du rapport qualité-prix. Les pendentifs les plus simples et aussi les plus économiques sont les pierres roulées, qu'on a munies d'une tulipe de métal sur laquelle est collé un petit anneau ou qu'on a percées pour y introduire une tige métallique supportant l'anneau.

Les pierres roulées sont des fragments informes de minéraux et de pierres précieuses que l'on fait tourner avec du sable décapant contenant de la poussière de diamant dans un engin semblable à une bétonnière jusqu'à ce qu'ils aient une forme arrondie : c'est le principe des galets roulés pendant des siècles par les fleuves et les mers. Elles sont bon marché et produites en grande quantité, présentent un beau poli et un éclat avantageux grâce à ce procédé, et peuvent être montées en pendentifs de la manière simple et économique décrite plus haut. Il va de soi qu'il faudrait utiliser seulement les plus belles pierres, et parmi elles, choisir celles qui ont la forme et la grosseur adéquates.

J'utilise les pendentifs en pierres roulées surtout pour les enfants car ils sont moins puissants que ceux dont je parlerai plus loin. Nombreux sont les types de pendentifs composés de pierres précieuses de qualité supérieure qui se révèlent rapidement trop forts pour les enfants sur le plan énergétique ; par ailleurs ils sont bien trop chers, argument décisif dans le cas des familles nombreuses où les parents veulent acquérir un pendentif pour chacun de leurs enfants. On arrive très bien à adapter l'intensité des pierres en fonction des individus en jouant sur la taille de la pierre roulée, dans la mesure où les jeunes enfants ont besoin de pierres plus petites et moins puissantes que les enfants plus âgés ou les jeunes gens. Les pierres plus grosses forment aussi d'excellents pendentifs pour les adultes et constituent la solution la plus économique si l'on veut s'offrir un assortiment de pendentifs à utiliser selon les besoins.

Les pendentifs en pierre roulée présentent bien sûr des inconvénients : il arrive qu'au bout d'un certain temps, les tulipes de métal collées se détachent ; par ailleurs les tiges métalliques sont souvent assez inesthétiques et bien des personnes sont gênées par le fait que la pierre soit «blessée» et percée. A quoi il faut ajouter que les pendentifs en pierre roulée n'atteignent pas la puissance et l'efficacité d'autres types de pendentifs : car la plupart du temps on n'utilise que des pierres de moindre valeur, qui ne possèdent ni la clarté ni la couleur des pierres retenues pour être taillées à facettes. De plus, il est fréquent que les pierres de soin perdent ainsi la forme naturelle selon laquelle les cristaux ont poussé (quartz, tourmaline, béryl, etc.) et qui est cependant déterminante pour leur efficacité.

Il y a quelques années, on a vu se répandre un autre genre de pendentif à prix intéressant, au moment où sont apparues sur le marché ces pierres qu'on surnommait «donuts». Ce sont des rondelles, percées en leur milieu, ce qui rend inutile la sertissure métallique puisqu'il suffit de passer une chaîne ou un cordon de cuir dans le trou. Ces donuts ont un effet similaire à celui des pierres roulées d'une taille supérieure mais on n'en trouve quasiment jamais en pierre précieuse (émeraudes, saphirs, rubis ou tourmalines). Ces dernières, en effet, sont rarement aussi grosses ; par ailleurs, elles reviendraient trop cher et il serait trop difficile, compte tenu de leur dureté, de leur donner la même forme. Voilà pourquoi les pierres précieuses de qualité supérieure et de belle eau ont toujours été taillées à facettes car seul ce travail permet de faire ressortir leur éclat ainsi que le jeu des couleurs et de la lumière.

En ce domaine, les maîtres incontestés ont été les joailliers d'Idar-Oberstein en Allemagne, qui, au siècle dernier, ont atteint une perfection unique et universellement reconnue. Dernièrement hélas, ils n'ont cessé d'être supplantés par des artisans médiocres des pays du Tiers-Monde. Ce type de pierre taillée, portée en pendentif, peut avoir un effet très puissant en raison de sa qualité supérieure (on ne taille ordinairement que les parties les plus claires et les plus colorées d'une pierre précieuse). Encore faut-il qu'elle ne soit pas flanquée d'une pièce métallique qui fasse office de «couvercle» et qu'elle atteigne au moins la taille d'un petit pois !

Au cours des dernières années, on a trouvé une grande quantité de pierres précieuses de qualité, comme l'améthyste, par exemple ; il devient donc désormais possible d'acquérir à des prix raisonnables de grosses pierres taillées et montées en pendentif et de disposer ainsi d'un bijou de valeur puissant restant abordable. La manière la plus efficace, en termes énergétiques, d'utiliser les nombreuses pierres qui ne poussent pas naturellement sous forme de cristaux géométriques - par exemple, les opales ou les lapis-lazuli – est toujours de les porter en pendentif, directement sur le corps.

Cependant, j'ai fait, il y a une dizaine d'années, une découverte extraordinaire qui permet de tirer profit de manière encore plus puissante et plus efficace de l'effet curatif des pierres précieuses. Je remarquai – et ceci fut confirmé par test énergétique – que les pierres précieuses à structure cristalline et forme géométrique (améthyste, cristal de roche, aigue-marine, émeraude ou tourmaline) étaient considérablement plus puissantes et plus efficaces sous leur forme naturelle que celles taillées à facettes ou travaillées en cabochon, bien que ces dernières fussent souvent plus chères et d'une qualité supérieure. Si l'on montait en pendentif un cristal naturel ou bien taillé de manière à respecter la forme originelle selon laquelle il a poussé, celui-ci se révélait souvent beaucoup plus efficace et puissant que la version ronde ou taillée à facettes de la même pierre (photos 11 à 16). Les travaux scientifiques récents, tout comme la médecine traditionnelle chinoise, m'ont fourni l'explication de ce phénomène.

Les recherches scientifiques sur les cristaux de quartz ont en effet établi que ceux-ci, grâce à leur forme allongée, disposent le plus souvent d'un axe optique et électromagnétique ; et qu'ils font circuler le long de cet axe des impulsions lumineuses ainsi qu'un faible courant électrique, en les accélérant en direction de leur pointe où ces énergies se dissipent.

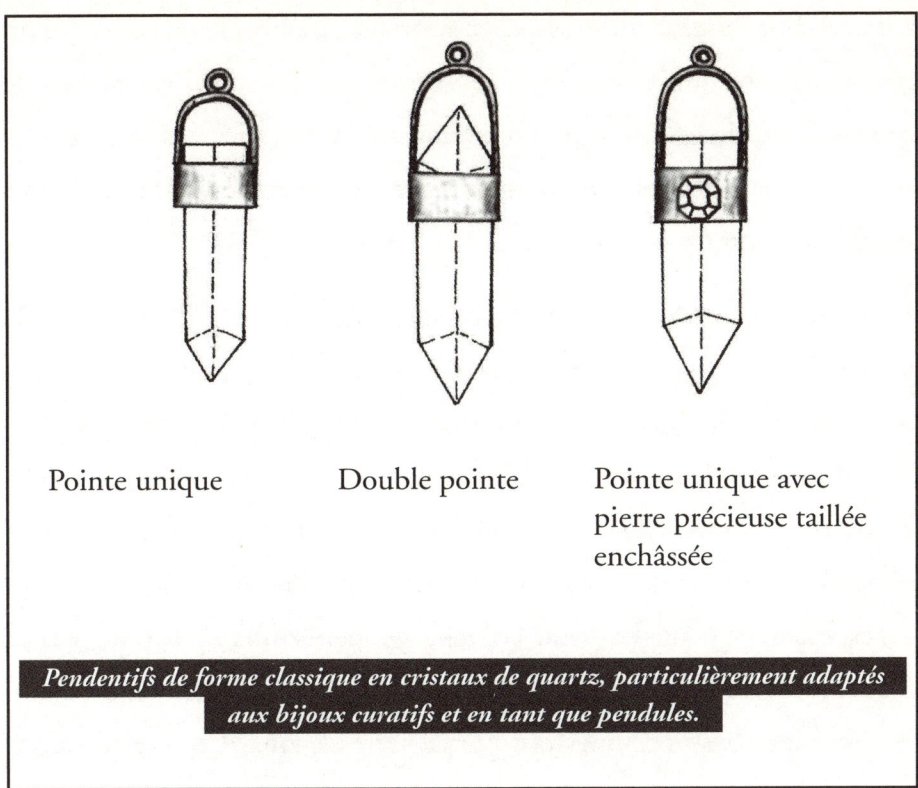

Pointe unique   Double pointe   Pointe unique avec
pierre précieuse taillée
enchâssée

*Pendentifs de forme classique en cristaux de quartz, particulièrement adaptés
aux bijoux curatifs et en tant que pendules.*

Si l'on détruit la forme cristalline originelle en taillant la pierre, on
perd une grande partie de l'effet énergétique qui se manifeste justement
avec beaucoup d'intensité dans les pendentifs. En effet, l'acupuncture nous
a appris que c'est le long de l'axe médian du corps que se trouve le canal
(méridien) le plus puissant et le plus important de l'ensemble du système
énergétique ; c'est lui qui procure l'énergie à tous les autres méridiens
parcourant symétriquement les deux moitiés du corps et à qui revient la
coordination générale, tout comme les lignes à haute tension approvisionnent en énergie les villages et les maisons individuelles. Du fait que tous les
pendentifs portés autour du cou, de par leur propre poids, se retrouvent
automatiquement sur l'axe médian du corps, ils reposent naturellement
sur le parcours de ce méridien maître. Dans ce circuit énergétique principal, le flux d'énergie subtile s'élève donc le long de la colonne vertébrale et

redescend sur le devant du corps, en formant une boucle d'énergie. Si un cristal de forme droite et allongée se trouve directement sur le parcours de ce méridien principal, il agit automatiquement, pour les raisons ci-dessus mentionnées, comme un moteur ou une pompe sur le circuit énergétique majeur et il stimule le flux.

Cette constatation permet une utilisation plus efficace de nombreuses pierres de santé montées en pendentif ; car peu importe que le cristal soit utilisé naturel ou taillé suivant sa forme originelle : j'ai en effet toujours observé que les pendentifs cristallins sont bien plus efficaces et plus béné-fiques pour la santé que la version ronde ou taillée à facettes du même minéral, fussent-ils de qualité inférieure ou plus petits. M'appuyant sur ces expériences, je suis parvenu à obtenir des pendentifs curatifs de plus en plus efficaces et j'ai souvent été témoin de phénomènes troublants d'auto-guérison chez les personnes qui portaient ces bijoux. Les pendentifs en cristaux de quartz se sont définitivement imposés comme les plus efficaces, et de ce fait, on les trouve pratiquement dans presque tous les magasins de pierres et minéraux. Cela tient sans doute aussi au fait que le tissu conjonctif, au travers duquel circulent les flux d'énergie des méridiens de l'acupuncture, est constitué en grande partie de silicium, tout comme les cristaux de quartz, et qu'ils entretiennent ainsi des affinités naturelles.

Tous les pendentifs en cristaux de quartz ont en commun de relever le niveau d'énergie, de stimuler, chasser la fatigue et l'épuisement, désin-toxiquer le corps et l'esprit, purifier les émotions. Il n'en reste pas moins qu'existent encore des différences considérables dans les effets et la percep-tion que nous avons des diverses variétés de quartz.

Le cristal de roche blanc (photo 16) recentre, fortifie, apporte clarté, paix et équilibre, raffermit le tissu conjonctif et contribue à mettre de l'ordre aussi bien dans l'esprit que dans les processus corporels.

Le quartz fumé, qui peut aller du noir jusqu'au gris argenté, agit puissamment sur la fatigue du corps et de l'esprit. Il stimule, facilite la circulation du sang, réchauffe et constitue une protection éprouvée contre les émotions négatives et les énergies mentales des autres, des simples querelles aux pratiques de magie noire. Il aide aussi à arrêter de fumer, stimule le cœur et les poumons (lorsqu'il est porté à hauteur du cœur), insuffle de nouvelles forces aux personnes stressées et fortifie les organes affaiblis.

La citrine (photo 11), dont la couleur varie du jaune d'or au vert jaune, procure du courage, de l'assurance, renforce la conscience de soi, combat la dépression et la mélancolie et favorise l'optimisme. Comme elle entretient aussi des affinités naturelles avec la région de l'estomac, avec le pancréas, les reins et la vessie, elle peut exercer une puissante action purifiante, drainante et stimulante sur ces organes.

L'améthyste, représentante violette de la famille des quartz, agit sur les structures durcies et les états de sclérose, favorise le changement sur tous les plans, mental, spirituel ou physique. Elle est de ce fait la pierre de santé la plus employée dans les cas de cancer ou de tumeur en formation.

J'ai moi-même été témoin du fait qu'une vieille dame, condamnée par la médecine, s'est guérie elle-même de son cancer en portant un pendentif constitué d'une améthyste, chargée en outre d'un supplément d'énergie. En cas de cancer, il ne faut surtout pas s'imaginer pour autant qu'il suffit de porter un pendentif en améthyste pour voir s'évanouir la tumeur. Il faut que s'y ajoute un travail intense sur soi-même, et cela sur tous les plans. Une statistique américaine sur les cas d'auto-guérison du cancer a montré que les malades avaient tous pris en compte les trois mêmes facteurs, lesquels avaient manifestement servi de base à leur guérison. Premièrement, ils avaient complètement réorganisé leur mode de vie, c'est-à-dire changé leurs habitudes alimentaires et leurs pratiques quotidiennes, allant jusqu'à supprimer tout facteur de stress ; deuxièmement, ils avaient cultivé une profonde reconnaissance à l'égard de la vie, au lieu de continuer à se sentir constamment victime de l'existence et des personnes qui les entouraient ; et troisièmement, ils avaient tous développé un sentiment religieux spontané. Ce sentiment n'a pas besoin d'être orienté vers une église ou une croyance particulières. Tous s'étaient de nouveau ouverts intérieurement à une puissance, une intelligence supérieure, s'étaient tournés vers elle, quel que soit le nom qu'on veuille lui donner. Cela signifie tout simplement que l'on recommence à croire en soi-même, que l'on cherche et stimule son Moi supérieur, sa parcelle divine. L'améthyste peut aider à réveiller précisément ces trois composantes et agit sur l'individu en l'amenant à reconnaître et à développer ses propres potentialités et forces curatives.

Le quartz rutile, aussi appelé cristal cheveux d'ange, est parcouru d'aiguilles lumineuses de titane qui ont généralement un éclat blanc, argenté ou doré, et exercent une action particulièrement bénéfique sur la régénération des tissus et sur tous les problèmes d'articulations. Il agit également de manière très positive sur l'appareil digestif supérieur et favorise tout ce qui a trait à l'articulation des différents niveaux. Le quartz rose en pendentif n'est pas aussi puissant que les autres représentants de la famille des quartz car il n'est pas naturellement doté de la forme allongée en grande pointe simple. Celle-ci résulte uniquement du travail de taille, de sorte que le quartz rose ne dispose pas du puissant flux énergétique inhérent à la forme cristalline mentionnée ci-dessus. Il offre néanmoins sécurité, amour de soi et douceur, surtout dans le cas de chocs émotionnels consécutifs à une séparation ou à la perte d'un être cher.

En dehors des quartz, il existe beaucoup d'autres pierres de soin importantes que l'on peut porter en pendentif avec profit sous la forme cristalline originelle selon laquelle ils ont poussé : notamment les tourmalines (photo 19), les émeraudes (photo 13), les aigues-marines, les topazes dorées (photo 15), ainsi que d'autres pierres peu connues qui se développent selon une belle forme cristalline, comme la rhodochrosite (photo 14), la danburite, l'apatite, pour n'en citer que quelques-unes. On trouve aussi à l'occasion des cristaux plus petits de saphirs et de rubis qui conviennent tout aussi bien à cet usage.

La tourmaline, qui arbore parfois des couleurs éclatantes (photo 19), est à juste titre souvent surnommée la reine des pierres de santé, et il arrive que l'on trouve de très beaux cristaux de plusieurs centimètres et d'une puissance exceptionnelle. Mis à part la tourmaline noire dont nous avons parlé dans le chapitre sur les pollutions électroniques et la protection contre le rayonnement émis par les écrans d'ordinateurs, les tourmalines de couleur sont généralement très chères en raison de leur rareté mais elles valent presque toujours leur prix. On doit veiller à ce que leur pointe ne soit pas cassée ; et faire attention à les porter à différentes hauteurs en fonction de leur couleur. La tourmaline agit souvent là où d'autres pierres déclarent forfait. Et c'est avec raison qu'on lui donne le nom de pierre de la rupture, car elle aide à dissiper d'anciennes souffrances de l'âme ou du corps et soulage parfois en quelques secondes, grâce à son énorme capacité énergétique. Les exemplaires allant du rose au bordeaux, de même que les tourmalines vertes, que j'ai essayées sur des personnes ayant subi un important choc émotionnel, procurent déjà, même sous forme de petit pendentif, un incroyable soulagement dans la vie affective. Les intéressés se montraient extrêmement reconnaissants envers cette «thérapeute des cœurs» qui les aidait à ranimer en eux une joie de vivre et un sentiment de bonheur évanouis depuis longtemps.

Les cristaux d'aigue-marine bleue se montrent étonnamment efficaces pour traiter les problèmes situés dans la région de la gorge, qu'il s'agisse de la thyroïde, de symptômes courants de refroidissement pharyngé ou d'atteintes aux amygdales, au larynx, au tube digestif ou aux voies respiratoires. Même dans le cas de tumeurs en formation dans la région allant de la bouche à la gorge, ou dans le cas de graves problèmes d'élocution et d'expression, j'ai fréquemment observé de puissants processus d'auto-guérison, liés à la présence de cristaux d'aigue-marine portés dans la région de la gorge.

L'émeraude verte, qui elle aussi se développe naturellement sous forme de cristaux allongés, devrait presque toujours être portée dans la région du cœur car elle exerce un effet bénéfique sur le cœur et les poumons, comme sur les sentiments de deuil non résolus. Elle dissipe les blocages émotionnels : j'ai souvent entendu des personnes me raconter que l'émeraude avait tout simplement transformé leurs douloureux sentiments de deuil, restés latents pendant des années pour avoir été refoulés et ignorés. Des larmes libératrices survenaient, atténuant du même coup des problèmes respiratoires psychosomatiques ou des troubles cardiaques et circulatoires, dont bon nombre d'intéressés n'avaient jusqu'alors pas saisi le lien avec leur souffrance morale. La topaze dorée véritable, appelée également topaze noble ou impériale, forme elle aussi des cristaux de petite taille mais d'une grande beauté, qu'on ne doit pas sous-estimer à cause de leur petitesse. L'adage «petit mais puissant» s'applique particulièrement bien en la circonstance. Sa couleur de miel, allant de l'or clair à l'or sombre, montre d'emblée qu'on doit la porter plutôt dans la région du plexus solaire où elle peut accomplir de véritables miracles. La topaze dorée apporte une aide et une amélioration insoupçonnées dans tous les problèmes d'estomac et de digestion comme dans les états dépressifs. Dans le cas de perturbations, de ruptures émotionnelles ou de troubles asthmatiques, il convient de la porter plutôt à hauteur du chakra du cœur (milieu du sternum).

Tous ces exemples montrent une fois de plus que la concordance entre les couleurs et les chakras s'avère exacte dans la plupart des cas, comme nous l'avons indiqué au début de cet ouvrage. C'est ainsi que les cristaux bleu ciel se révèlent généralement plus efficaces dans la région de la gorge. Ils doivent de ce fait être portés aussi haut que possible, près de la base du cou, au bout d'une chaîne de 40 à 50 centimètres. Les cristaux verts et roses devraient être portés sur une chaîne de 55 à 60 centimètres pour reposer sur le chakra du cœur, et les cristaux jaune d'or sur des chaînes de 70 à 85 centimètres, à hauteur du plexus solaire. Il y a bien sûr des exceptions. Par exemple on devrait porter les cristaux bleu ciel au niveau de l'estomac pour calmer les gastrites ; on peut aussi utiliser les cristaux verts et roses à hauteur de la gorge pour permettre aux sentiments refoulés de s'exprimer. Il suffit d'y consacrer un peu de temps pour être capable de déterminer soi-même rapidement la longueur optimale du pendentif : il faut tenir celui-ci entre deux doigts et le faire monter et descendre lentement le long de l'axe médian du corps. Après quelques essais, vous parviendrez à déterminer qu'à une certaine hauteur se produit une sorte d'acquiescement, d'enclenchement, comme si, en cet endroit, le corps aspirait littéralement le pendentif. Vous avez alors trouvé la hauteur adéquate. Il faut se fier à cette sensation même si, au début, elle n'est que faiblement perceptible, et adapter la longueur de la chaîne pour que le pendentif repose à cet endroit précis. En aucun cas il ne faut porter plusieurs pendentifs sur la même chaîne, même s'ils semblent tous salutaires et secourables, car alors ils ne peuvent plus se trouver sur la ligne du méridien principal. Ils se superposent et leurs pointes dévient le flux énergétique, ce qui peut entraîner des effets défavorables.

Si vous voulez porter plusieurs pendentifs en même temps, portez-les chacun sur une chaîne à des hauteurs différentes, et sentez ou testez avec quel chakra s'harmonise chaque bijou. Ne dépassez jamais trois pendentifs répartis sur trois chakras. Ce sont les trois chakras sur lesquels les pendentifs peuvent exercer une influence considérable et bénéfique et qui, en outre, sont le plus fréquemment perturbés, ou bien dans la zone desquels se traduisent les maladies. Si ces trois centres d'énergie intermédiaires sont durablement équilibrés par le port de pendentifs en pierres de santé, l'effet s'en fait sentir à tous les niveaux corporels, spirituels et mentaux.

Portez les pendentifs en pierres de santé comme les pendentifs normaux, de préférence directement sur la peau car ainsi ils sont plus efficaces que s'ils sont séparés du corps par les vêtements. Les chemises ou dessous en soie, notamment, font fortement écran et freinent l'efficacité du pendentif. Ceux qui sont portés en sautoir peuvent heurter facilement un lavabo et se briser lorsqu'on se baisse. Il faut donc les mettre sous les vêtements, à même la peau.

Il existe un autre aspect important à prendre en compte. La plupart des cristaux naturels montrent à leur extrémité une terminaison en forme de pointe. Si vous adoptez un cristal de ce genre en guise de pendentif, il faut toujours veiller à ce que la pointe soit dirigée vers le bas, de sorte que le flux énergétique du cristal s'accorde au flux énergétique descendant qui parcourt le méridien maître sur le devant du corps. Alors les énergies spécifiques du cristal se déversent avec force dans le circuit énergétique et s'harmonisent avec lui. Il existe bien sûr une autre variante de croissance cristalline qui se révèle, elle aussi excellente en pendentif, celle dite à «double pointe». Les cristaux à double pointe ont développé une pointe à chaque extrémité et exercent donc, dans les deux directions, une action équilibrante et compensatrice sur les centres d'énergie voisins. Ils sont particulièrement esthétiques mais comme ils sont extrêmement rares dans la nature, ils sont beaucoup plus chers que les cristaux mono-pointe. C'est le cristal de roche qui offre le plus souvent ce type de variante, bien qu'exceptionnelle. Les cristaux naturels à double pointe représentent donc pour tous les amateurs de pierres, notamment ceux qui s'intéressent aux pierres de santé, un trésor convoité.

On m'interroge sans arrêt sur la différence entre les cristaux naturels et les cristaux taillés. Car on trouve justement de nombreux pendentifs en cristaux de quartz, notamment en cristal de roche, qui possèdent la pointe et les six facettes typiques des quartz mais sont manifestement des cristaux taillés. Tant que la taille ne modifie pas le sens de croissance du cristal, il n'y a rien à redire, même si les spécialistes de pierres de santé expriment beaucoup de préventions et de résistances à l'encontre de ces cristaux. Dans la plupart des cas, il s'agit de cristaux éraflés ou dont la pointe était légèrement abîmée, et qui ont été «remis en forme», sur le plan de l'apparence extérieure et de l'énergie. Ceci est parfaitement légitime et contribue aussi à rehausser et souligner la teinte, l'eau et la beauté du cristal.

Les cristaux taillés en double pointe sont eux aussi dotés de l'effet compensateur du cristal naturel ; j'ai pu vérifier à maintes reprises que le travail de taille effectué sur le cristal lui permettait de déployer ses effets plus rapidement que le cristal naturel, ce qui ne peut que bénéficier à l'action thérapeutique.

Certes, les formes cristallines naturelles sont très «individuelles», donc uniques, et semblent plus authentiques. Mais les cristaux naturels parfaits, alliant en outre brillance et clarté, sont extrêmement rares et de ce fait plus coûteux. Dans le cas du cristal de roche, les spécimens taillés à double pointe ont un effet énergétique plus régulier et plus harmonieux que bien des cristaux naturels dont la seconde pointe est souvent tordue, brisée ou moins développée que la première.

En cas de doute, si vous avez le choix, suivez tout simplement votre ressenti et percevez quel cristal vous parle et vous convient le mieux. Les deux catégories constituent chacune des pendentifs magnifiques extrêmement efficaces, et lors de mes tests énergétiques, ce sont parfois les cristaux naturels qui agissent le plus fortement et parfois les cristaux taillés qui se montrent les plus appropriés.

Les parures royales

Les bijoux de valeur, en particulier ceux comportant des pierres précieuses, étaient autrefois l'apanage des puissants, princes et rois, seuls à pouvoir les acquérir. Cependant, si l'on se fonde sur les critères actuels, les pierres précieuses enchâssées dans les couronnes royales étaient pour la plupart de moindre qualité ; et l'on ne possédait pas encore les techniques permettant de tailler selon les règles de l'art les pierres les plus dures comme les rubis, émeraudes, saphirs et diamants. C'est ainsi qu'ayant examiné avec attention la couronne impériale de Charlemagne exposée au musée national de Vienne, j'ai pu constater que «l'améthyste alpine» enchâssée au centre, considérée à l'époque comme la plus chère, la plus grosse et la plus belle pièce d'Europe, serait aujourd'hui une améthyste roulée produite en quantité industrielle et vendue pour quelques euros dans toutes les boutiques de minéraux.

C'est seulement au milieu du siècle dernier que sont apparues sur le marché les grosses améthystes aux couleurs intenses et de belle eau que l'on trouve aujourd'hui dans le commerce ; pour cela, il aura fallu attendre la mise en exploitation des mines brésiliennes et le développement simultané de la joaillerie à Idar-Oberstein pour que ces pierres puissent être façonnées en prestigieux bijoux. Cela est valable pour presque toutes les autres pierres précieuses disponibles à la vente ; ceux qui s'offrent aujourd'hui une pierre de prix ou un bijou comportant une pierre de grande valeur savent rarement que même le roi le plus puissant de la terre n'aurait pu autrefois acquérir une pièce d'aussi belle qualité, ni disposer d'un choix aussi vaste. Maintenant, ces possibilités sont ouvertes à la plupart d'entre nous. Un grand nombre de bijoux proposés actuellement sont de véritables parures royales au sens littéral du terme, ou du moins l'auraient été autrefois. Bien sûr, l'art de l'orfèvrerie était déjà très avancé depuis des siècles, comme en témoignent les insignes royaux, tels les couronnes, globes impériaux et sceptres que l'on peut admirer dans les musées du monde. Ces trois objets représentatifs de la dignité royale et impériale laissent justement supposer que le rapport existant entre les lois énergétiques et l'action des pierres précieuses et des métaux était connu des initiés et trouvait son expression dans les joyaux de la couronne. Manifestement la couronne avait pour fonction, de par son principe, de stimuler et de renforcer, sur le plan énergétique, la conscience du souverain grâce à l'action de l'or et des pierres précieuses ; c'est-à-dire de favoriser en lui la clarté d'esprit, le rayonnement, la puissance et la volonté de domination.

Tout individu qui a déjà eu l'occasion d'éprouver sur lui-même l'effet des pierres précieuses ne s'étonnera pas que les couronnes aient exercé une action incroyablement puissante sur les deux centres d'énergie supérieurs et influencé considérablement les sentiments tout comme les dispositions intellectuelles. Il est significatif que les couronnes des hommes étaient toujours en or, tandis que celles de leurs compagnes royales étaient presque toujours en argent, ce qui correspond aux attributs de l'or et de l'argent (yin/yang).

On ne semblait pas avoir cependant une vision d'ensemble de l'effet produit par les couleurs des pierres sur les différents chakras ; ni avoir pris conscience que la présence de pierres bleues et violettes dans les couronnes royales contribuait à l'harmonie et au renforcement des deux chakras de la tête, et favorisait la sagesse, l'inspiration, la clarté d'esprit et la connaissance de soi, tandis que les pierres rouges et orange se révélaient plutôt néfastes. Elles peuvent rendre hystérique, hyperactif ou mégalomaniaque ;

les pierres jaune d'or conduisent à la présomption, à l'auto-glorification et à un expansionnisme excessif. Les pierres vertes sont susceptibles de provoquer sensiblerie, sautes d'humeur et émotivité exagérées.

La durée de chaque dynastie était trop importante pour autoriser les évaluations et les comparaisons statistiques des couronnes royales et de leurs effets sur leurs différents possesseurs, et pour permettre à un observateur avisé d'établir des rapprochements. Par ailleurs, on se contentait simplement de travailler les pierres les plus précieuses, les plus belles et les plus grosses que l'on pouvait trouver. Cependant, le sceptre et le globe impérial, eux aussi, expriment clairement de manière symbolique qu'il revient au souverain de tenir la balance égale entre les pôles contraires, en lui-même et à l'intérieur de son royaume. La boule dans la main gauche représente le côté féminin, intuitif, réceptif (yin) ; tandis que le sceptre tenu dans la main droite représente, avec sa forme phallique, le don, l'action, la virilité et le dynamisme (yang). Toutefois, lorsqu'on parle aujourd'hui de bijoux royaux, on ne pense pas uniquement à ces trois insignes traditionnels de la souveraineté ; mais aussi à des peintures ou à des films qui représentent les anciens souverains parés d'amulettes et de pendentifs gigantesques comme on n'en porte plus de nos jours. J'ai souvent rêvé à l'intensité et à la puissance que devaient avoir ces pendentifs et aux incroyables possibilités énergétiques dont on disposerait si l'on recourrait à toutes les pierres de soin qui existent aujourd'hui, comme à tous les grands spécimens de cristaux, pour les combiner de manière appropriée et cohérente.

C'est ainsi que grandit en moi, au fil des années, l'idée de développer un véritable bijou royal, qui puisse être porté également par l'homme moderne. Il serait doué d'une force curative intrinsèque plus grande que celle des bijoux courants, serait esthétique et abordable. Dans le cadre de la tâche que je m'étais fixée, je me mis à transposer les principes d'énergie les plus importants, comme je l'ai fait dans le chapitre précédent. A cette occasion, je fis de nécessité vertu, ce qui allait se révéler, en fin de compte, on ne peut plus fructueux. J'étais conscient que non seulement il serait très coûteux de monter en pendentif plusieurs belles pierres cristallines de qualité supérieure, comme les émeraudes, les aigues-marines et les tourma-lines ; mais encore qu'on trouve trop peu de ces cristaux sur le marché pour espérer développer, sur une base régulière, des collections de pendentifs. Le fait est, par ailleurs, que les cristaux d'une couleur intense et d'une belle eau sont le plus souvent directement taillés à facettes ou travaillés en cabo-chon dans leur pays d'extraction, si bien qu'il devient de plus en plus rare de tomber sur des spécimens remarquables - et conservés sous leur forme originelle.

Voilà pourquoi, un jour que j'avais acheté à prix avantageux un lot de pierres précieuses taillées à facettes, j'eus une idée en voulant tirer pro-fit de l'effet des quartz. Puisque tous les cristaux de quartz renforcent et stimulent les énergies subtiles et font en outre office de conducteurs et d'accélérateurs en raison de leur forme cristalline, ils peuvent à merveille se combiner aux petites pierres taillées, de qualité supérieure, dont ils renfor-ceront également l'énergie et la feront circuler.

Si donc on enchâsse une petite pierre taillée, qui en elle-même n'exer-cerait pas un effet très perceptible, dans un cristal de quartz, et que l'on monte cette combinaison en pendentif, le quartz renforce l'énergie de la pierre, la fait circuler plus rapidement et plus intensément, de sorte qu'on obtient autant d'énergie et d'efficacité que si l'on portait un cristal extrêmement cher de la pierre précieuse la plus rare. Ce principe me fut confirmé à maintes reprises et j'ai pu également le vérifier par des mesures radiesthésiques. Il faut naturellement veiller à ce que les pierres précieuses soient raisonnablement claires, colorées, d'une qualité adéquate, et qu'elles soient fixées directement sur le cristal sans qu'une pièce métallique interposée entre les deux minéraux ne vienne interrompre la transmission de l'énergie.

A partir de toutes les combinaisons possibles qui existent en ce domaine, j'ai pu concevoir des pendentifs très puissants et adaptés aux personnes qui les portaient. Je testais la variante de quartz et la couleur qui me paraissaient les plus adaptées et adjoignais au quartz choisi la pierre taillée la plus appropriée ; laquelle, comme je l'ai dit, voyait son énergie considérablement renforcée par le «cristal porteur». C'est ainsi que se développèrent les combinaisons les plus diverses aux fins les plus diverses.

Les personnes souffrant de stress, les mères de famille et les managers épuisés se sentaient tout de suite mieux et rechargés en énergie dès qu'ils portaient une opale de feu, un rubis ou un grenat sur un quartz fumé sombre (à hauteur du chakra du cœur). Ceux qui avaient affaire à de lourds traumatismes, à des chocs ou des blessures émotionnelles, trouvaient la combinaison de l'émeraude et du quartz rose ou de l'améthyste particulièrement bénéfique et harmonieuse ; tandis que d'autres, qui encaissaient tout directement dans l'estomac et dont le plexus solaire constituait la zone sensible, ressentaient un soulagement très perceptible sous l'effet de la citrine jaune ou du quartz rutile, assortis d'une topaze dorée, d'une émeraude ou d'une tourmaline rose (voir le tableau synoptique des couleurs).

Ce principe de combinaison fonctionnait aussi à merveille avec les cristaux d'autres pierres, et cela produisait des pendentifs très puissants et d'une grande beauté. La combinaison du saphir bleu foncé et des cristaux d'aigue-marine bleu ciel se montra très salutaire pour tous les problèmes touchant la région du cou et du larynx. La combinaison des différentes couleurs de tourmaline se révéla une véritable cure pour le cœur et les sentiments ; tandis que les pierres taillées les plus diverses, fixées sur de véritables cristaux de topaze dorée, firent des miracles sur les ulcères à l'estomac et les problèmes digestifs, et allèrent jusqu'à aider les intéressés à retrouver un état d'esprit positif ainsi que des sentiments plus tempérés et plus optimistes. Les photos présentées dans cet ouvrage montrent d'autres projets intéressants et d'autres pendentifs, déjà surnommés par de nombreux admirateurs «bijoux royaux», et dont je voudrais brièvement expliquer les effets :

Photo n° 12

Tourmaline bordeaux sur tourmaline noire (ou schörl).

Détourne les émotions négatives et les énergies anciennes, exerce une action stabilisatrice et curative sur le cœur et les poumons.

Photo n° 13

Quatre cristaux d'émeraude, joints en forme de croix, avec un cabochon central de tourmaline rose.

Délicate composition énergétique pour guérir les blessures intérieures anciennes et disposer le cœur à s'ouvrir de nouveau pour laisser place à l'amour.

Photo n° 14

Émeraude taillée sur un cristal de rhodochrosite très rare.

Combinaison puissante, énergétique et stimulante, régénératrice et fortifiante pour le cœur et les poumons, bénéfique pour les états de grande fatigue et d'hypotension.

Photo n° 4

Cabochon de tourmaline rose sur ammonite opalisée rose (fossile).

La forme en spirale de l'ammonite fossile, combinée à la tourmaline centrale rose, stimule avec délicatesse et amour l'ouverture du chakra sur lequel repose le pendentif.

En ce domaine, on peut imaginer à l'infini les combinaisons les plus diverses et les plus originales si l'on a compris les principes de base. Par pur plaisir de créer de nouvelles formes, j'ai imaginé quelques pendentifs véritablement «royaux», que mes amis ont surnommés spontanément les «bijoux du roi Arthur». Une fois de plus, c'est l'orfèvre viennoise Elisabeth Defner qui a joué un rôle décisif et s'est également chargée de la mise en œuvre et de la réalisation artistique.

Photo n° 18

Comme j'avais souffert d'asthme dans mon enfance et ma jeunesse, et que j'avais eu coup sur coup deux infections pulmonaires, mes poumons étaient en très mauvais état. Voilà pourquoi j'ai développé une composition en argent, comportant un cristal de roche naturel teinté de chlorure vert, d'une simple malachite roulée et d'un gros grenat clair taillé et serti dans une monture en or.

Photo n° 19

Ce pendentif est le résultat d'une vision que j'ai eue et a maintes fois donné des ailes, au sens propre du terme, à mon inspiration et à mes travaux lors de conférences ou de séminaires. Il s'agit d'une «tourmaline bourgeon» bleue très rare, dont les extrémités en inflorescences virent au rose, enchâssée dans de l'or blanc dont l'empreinte initiale vient des ailes d'un insecte cerf-volant.

Un rubis placé sur la partie supérieure et des diamants triangulaires complètent le pendentif des deux côtés de manière équilibrée. Il n'est pas sans évoquer une figure d'ange, dont il constitue d'ailleurs la représentation énergétique.

Rappelons pour conclure que les amulettes et pendentifs de ce type, grands comme la paume de la main, comportent, en raison du façonnage des pierres, de leur association, de leur forme et de la vision dont elles sont issues, un extraordinaire rayonnement énergétique. Pour cette raison, il convient de ne pas les porter plus d'une heure, car au bout de quelques heures seulement peut survenir une surexcitation qui se manifeste par de la nervosité, des bouffées de chaleur et des états mentaux inhabituels.

Quelques personnes de ma connaissance, à qui j'ai fait porter ces pendentifs à titre expérimental, s'en trouvaient fort bien, mais étaient contraintes de les retirer peu après, sentant que «c'était trop». Si donc on a l'intention de se faire confectionner un «bijou royal», il faut prendre son temps pour trouver des pierres à la bonne taille, les combiner de manière adéquate et tester leur énergie de façon à obtenir un bijou véritablement curatif et harmonieux. En outre, il faut que l'ensemble résulte de visions et d'images intérieures. Le travail doit ensuite être exécuté par un orfèvre qui possède le sens des pierres, connaisse leurs effets énergétiques et puisse se laisser porter par la vision de son client. Si l'on respecte bien tous ces points, ce bijou royal favorisera, tout au long de la vie, joie, auto-guérison et expériences intérieures bénéfiques, au point que l'on ne pourra plus s'en passer.

Comment tester les bijoux avec un pendule ?

❖ *Introduction pratique
à l'usage du pendule* ❖

L'utilisation d'un pendule en vue de tests énergétiques ne relève pas du mysticisme ni du spiritisme, comme certains le croient à tort. Apprendre à se servir correctement d'un pendule se révèle d'un grand secours lorsqu'on veut tester avec exactitude et précision les rapports d'énergies subtiles, et ce en un minimum de temps. Cette pratique peut apporter un soutien dont il devient difficile ensuite de se passer.

Dès que l'on s'est familiarisé avec l'utilisation du pendule, on est en mesure d'effectuer des tests énergétiques chaque fois que l'on a du mal à prendre une décision concernant la santé ou des questions d'ordre personnel. Ces tests permettent de choisir les solutions appropriées et bénéfiques et d'écarter les décisions erronées qui iraient à l'encontre de la santé, des finances, du bon moment ou de l'harmonie spirituelle.

On pourrait par exemple tester les aliments au moyen du pendule pour savoir quels sont ceux qui provoquent en nous de légères réactions allergiques, sans que nous nous en rendions toujours compte, et quels sont les régimes qui nous conviennent le mieux. Cependant le pendule ne doit servir que de façon tout à fait exceptionnelle à prendre une décision concernant l'avenir et il ne faut pas s'accoutumer à en faire usage dans n'importe quelle circonstance. Le mieux est encore de se limiter au domaine de la santé car c'est là qu'il est le plus performant.

Se servir correctement du pendule, c'est interroger sa conscience corporelle et son «Moi supérieur», qui savent parfaitement ce qui nous convient et pourra nous faire du bien. On peut aussi baptiser cette part de nous-même la «voix du cœur», en regrettant qu'elle soit trop souvent ignorée. Peut-être le pendule permet-il de mieux accepter ce niveau de conscience, de le percevoir avec plus d'acuité et de se laisser guider par lui ; ce qui devient capital à une époque où la vie quotidienne est conditionnée par tant de séductions et de manipulations.

Le pendule se montre particulièrement efficace à tester les pierres de soins car le corps sent parfaitement ce qui lui convient, ce qui lui est bénéfique, et il l'indique assez clairement par l'entremise du pendule. Qui plus est, les pierres précieuses émettent aussi leurs propres vibrations, qui peuvent facilement être perçues par le champ d'énergie corporel.

◈ *Quelques conseils techniques pour apprendre à se servir d'un pendule* ◈

- Les plus adaptés sont tous les pendules de quartz, comme le cristal de roche, l'améthyste, le quartz fumé ou le rutile, du fait qu'ils entretiennent des affinités directes avec notre énergie et celle des autres pierres. Peu importe qu'ils aient la forme d'une goutte ou d'un cristal allongé, l'essentiel est qu'ils pendent verticalement au bout d'une chaîne, comme un fil à plomb, et que la monture leur permette de se mouvoir aisément et sans entrave dans toutes les directions.

- L'idéal serait d'utiliser à la fois comme pendentif et comme pendule le quartz qui vous convient le mieux. Ainsi vous porterez toujours votre pendule sur vous, prêt à servir en cas de besoin.

- Évitez de suspendre le pendule à un ruban de cuir ou à une chaîne rigide car cela l'empêche de se mouvoir comme il faut dans toutes les directions. Les meilleures sont les fines chaînes d'or ou d'argent qui accompagnent le mouvement.

- Tenez la chaîne du pendule assez courte (entre 7 et 15 centimètres) pour obtenir une oscillation rapide ; plus la chaîne est longue, plus le pendule a besoin de temps pour se mettre en mouvement.

- Gardez l'extrémité de la chaîne enroulée dans votre paume pour éviter qu'elle ne retombe de l'autre côté, et serrez entre le pouce et l'index la partie qui soutient la pierre.

- Décollez légèrement l'aisselle et tenez le bras en arc de cercle, en légère tension. En effet, si le haut du bras est serré contre le corps et que le coude ou le poignet est plié, le flux d'énergie reste bloqué dans le bras et le mouvement n'est pas satisfaisant.

- Donnez tout de suite de l'élan au pendule de manière à ce qu'il se mette à osciller et concentrez-vous ensuite sur votre question. Il ne faut pas laisser le pendule immobile et attendre qu'il se mette de lui-même en mouvement, car cela risque de prendre un certain temps ; il est recommandé, au contraire, de commencer par le mettre en mouvement afin qu'il ne lui reste plus qu'à déterminer le sens de son oscillation.

◆ *Les quatre mouvements* *de base du pendule* ◆

Des recherches scientifiques ont établi que le pendule n'est pas mû par des forces surnaturelles ou des esprits, comme on le croit encore communément, mais par des tressaillements infimes et inconscients des muscles du bras. Cela ne signifie pas qu'il faille y voir de la charlatanerie parce qu'on met soi-même le pendule en mouvement ; mais bien plutôt que la perception subconsciente transmet les impulsions et que les informations, par l'intermédiaire d'imperceptibles tressaillements musculaires - souvent ignorés de celui qui tient le pendule - sont transposées en oscillations pendulaires «lisibles».

Il faut comprendre que le pendule n'est pas si différent d'une aiguille de montre. L'heure exacte se trouve contenue dans la montre et l'aiguille ne fait que la rendre lisible. De même, le subconscient perçoit les énergies subtiles qui ne deviennent lisibles que grâce à l'action du pendule.

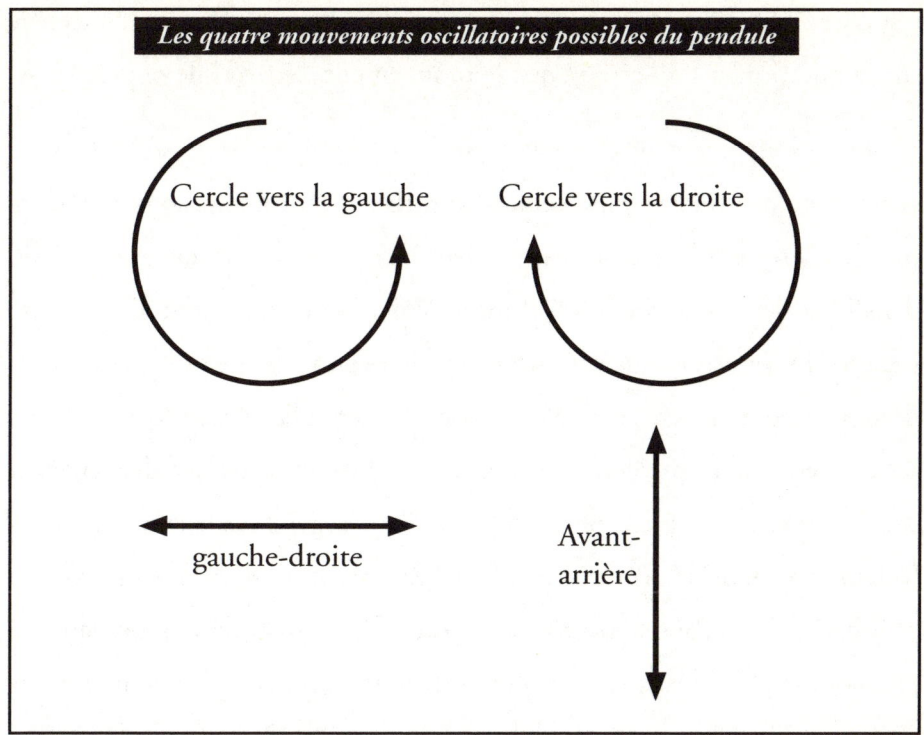

Les quatre mouvements oscillatoires possibles du pendule

Cercle vers la gauche   Cercle vers la droite

gauche-droite   Avant-
                                               arrière

Pour éviter les méprises, on utilise les quatre mouvements bien distincts représentés sur le croquis : le pendule fait un cercle vers la gauche (en sens contraire de celui des aiguilles d'une montre) ou vers la droite (dans le sens des aiguilles d'une montre), ou bien il oscille de la gauche vers la droite (mouvement horizontal) ou d'avant en arrière (mouvement vertical). Il suffit de mettre le pendule en mouvement, on se concentre alors sur la question et l'on attend qu'il adopte clairement l'un des schémas mentionnés ci-dessus. Les seules questions que l'on puisse poser sont celles qui réclament une réponse «oui» ou «non». Vous devez donc poser des questions précises et les formuler de la manière la plus exacte, la plus concise et la plus dense possible. Quelques exemples de mauvaises questions : «Dois-je faire ceci ou cela ?» ou «Que se passera-t-il si je… ?» La meilleure question sera toujours : «Est-ce approprié et bénéfique pour moi ?» ou «Cette pierre me convient-elle et exercera-t-elle sur moi un effet salutaire ?» Dans ce cas, on passe en revue diverses pierres, on se concentre sur sa question et l'on attend que le mouvement du pendule se précise.

En principe, le pendule peut donner quatre réponses possibles : «oui», «non», «peut-être» et «question non autorisée». Nombreux sont les radiesthésistes qui travaillent uniquement avec les réponses «oui» et «non», ce qui dans bien des cas se révèle insuffisant. Voilà pourquoi il faut absolument inclure la réponse «peut-être», qui signifie : «en principe oui, mais…». Si donc le type de pierre se révèle par nature bien adapté mais que la pierre testée n'est pas la meilleure, la réponse «peut-être» permet de s'engager dans un questionnement plus poussé et d'envisager trois facteurs. Premier facteur : la quantité. Peut-être a-t-on besoin d'une pierre plus grosse ou plus petite. Le second concerne la qualité : faut-il une pierre plus claire ou plus sombre, plus transparente ou plus laiteuse, un pendentif ou une pierre roulée, un cristal à pointe double ou une simple ? On peut alors détailler toutes ces questions. Le cadre temporel constitue parfois le troisième facteur : on a certes besoin de la pierre en question mais pas tout de suite, il ne faut l'utiliser que dans les semaines ou les mois à venir. La pierre en elle-même est bénéfique mais il faut la retirer en certaines occasions - lorsqu'on passe un examen ou que l'on conduit, par exemple. On peut de la même manière pousser plus loin les questions sur le facteur temps.

Seule la prise en compte du troisième type de mouvement permet de faire correctement fonctionner le test pendulaire car dans la vie, tout n'est pas blanc ou noir et ne se résume pas à «oui» ou «non» - encore moins lorsqu'il s'agit de déterminer des pierres de santé. Le quatrième mouvement, qui à la vérité se rencontre très rarement, signifie : «Cette question ne doit pas être posée». C'est là un moyen de prévenir l'utilisateur contre un emploi abusif du pendule dans le cas où, sans s'en apercevoir, on en use de manière néfaste ou inadéquate. C'est ce qui se passe lorsqu'on cherche à connaître l'heure de sa mort ou les chiffres gagnants du loto, ou que l'on veut apprendre, sans y avoir été autorisé, des détails intimes sur quelqu'un, qu'il ne nous appartient pas de savoir. Grâce à ce schéma oscillatoire, on donne à son Moi supérieur la possibilité d'intervenir pour corriger l'erreur et faire comprendre qu'on est en train d'utiliser le pendule de façon erronée.

On apprend souvent des radiesthésistes qu'un mouvement circulaire vers la droite signifie automatiquement «oui», et vers la gauche, «non». Cependant il n'est pas tout à fait conseillé de reprendre purement et simplement ces indications ; je recommande au contraire de laisser à son propre Moi supérieur le soin de décider de l'interprétation à donner aux mouvements oscillatoires pour éviter ensuite tout risque d'erreur. Afin d'être en mesure d'individualiser le fonctionnement de votre pendule, livrez-vous au préalable à la méditation suivante :

◆ *Méditation préparatoire à l'utilisation du pendule* ◆

Si vous êtes droitier, tenez votre pendule dans la main droite, si vous êtes gaucher, dans la main gauche, et commencez par faire le vide dans votre esprit. Exécutez, à titre d'essai, chacun des quatre mouvements possibles, puis invoquez en pensée votre Moi supérieur, cette parcelle divine qui vous conduit et vous guide ; qui, lors de situations de crise, vous a déjà si souvent soufflé la bonne réaction par intuition spontanée, et sait toujours ce qui vous convient et vous fait du bien. Demandez à votre Moi supérieur de vous guider dans votre pratique de la radiesthésie, promettez-lui de n'utiliser le pendule qu'à des fins bénéfiques (et tenez votre promesse !).

Ensuite, demandez à votre Moi supérieur de vous montrer le mouvement oscillatoire qui correspondra pour vous à la réponse «oui», donnez de l'élan au pendule, veillez à appliquer les conseils concernant la position correcte et concentrez-vous sur la réponse «oui». Ce faisant, ne gardez pas les yeux fixés sur votre pendule dans l'attente d'un mouvement précis. Laissez faire les tressaillements et les mouvements de la main et du bras, tant que ces derniers ne sont pas destinés à provoquer un type d'oscillation donné. Ne crispez ni le bras ni la main, mais ne soyez pas non plus trop détendu. Dès que le pendule se met à osciller plusieurs fois de suite dans l'une des quatre directions possibles, arrêtez-vous, remerciez votre Moi supérieur et écrivez sur une feuille de papier : «Mon «oui» pendulaire sera dorénavant...». Procédez de la même manière pour déterminer les réponses «non», «peut-être» et «question non autorisée», jusqu'à ce que vous ayez obtenu pour chacune des quatre un mouvement précis et bien distinct des autres.

Quand on en vient à la réponse «question non autorisée», il peut arriver qu'au lieu de se mouvoir dans la direction restante, le pendule se fige et s'arrête. C'est aussi une possibilité, et elle doit être acceptée comme telle. Lors du questionnement, il est essentiel de se concentrer très précisément sur la réponse qu'on souhaite obtenir car c'est la seule manière d'obtenir une indication claire. Dès que votre esprit s'évade ou se met à douter, le mouvement du pendule perd en précision.

Lorsque vous avez déterminé les mouvements pendulaires qui vous correspondent, remerciez votre Moi supérieur, et décidez de vous en tenir une fois pour toutes à ces indications.

◆ *Comment tester vous-même les pierres de soins qui vous conviennent ?* ◆

Lorsque vous vous êtes familiarisé avec le pendule, vous pouvez commencer par tester tous les bijoux et toutes les pierres précieuses que vous possédez. Le mieux est de les placer tous côte à côte sur une table. Purifiez-les sur le plan énergétique en passant la paume de votre main sur eux à plusieurs reprises et en visualisant mentalement une lumière qui dissipe toutes les énergies négatives. Demandez au préalable à votre Moi supérieur de vous guider pendant cet exercice, puis placez directement le pendule à quelques centimètres au-dessus de chaque objet en vous concentrant sur la question suivante : cette pierre me convient-elle et exerce-t-elle sur moi un effet bénéfique ? Laissez le pendule se mouvoir jusqu'à ce qu'il adopte un schéma clair. Au début, cela peut prendre un certain temps, mais le processus s'accélère au fur et à mesure que vous gagnez en pratique. En même temps, fixez la pierre ou le bijou correspondant en essayant de les ressentir, jusqu'à ce que le pendule se détermine. Si vous obtenez la réponse «peut-être», cela peut signifier que la pierre n'a pas été suffisamment purifiée (auquel cas, il faut la nettoyer plus à fond, éventuellement sous le robinet d'eau courante) ou bien qu'il faut prendre en compte l'un des trois facteurs conditionnels et pousser plus loin le questionnement (forme, grosseur, couleur, etc.). Lorsque vous avez obtenu une réponse positive pour plusieurs bijoux, continuez en posant des questions sur l'endroit où porter les pendentifs (chakra de la gorge, chakra du cœur ou chakra solaire) et sur le doigt qui convient le mieux pour les bagues. Si vous n'obtenez qu'une réponse «peut-être» avec les pendentifs et les boucles d'oreilles, cela signifie sans doute que la pierre du pendentif est adéquate, mais que la chaîne n'a pas la bonne longueur et devrait être plus courte ou plus longue ; ou bien qu'il faut mettre les boucles d'oreilles à un endroit différent de l'oreille. On peut de la même façon déterminer l'emplacement optimal par des questions (« Est-ce l'endroit qui me convient le mieux ? »), par exemple en tenant la boucle contre l'oreille et en la décalant un peu ; ou en faisant varier la hauteur du pendentif devant le corps jusqu'à ce qu'on obtienne une réponse clairement positive en relation avec un endroit précis. Vous pouvez ainsi déterminer chaque jour, par ce test, le bijou optimal qui vous apportera le maximum de soutien.

Si vous souhaitez élargir votre assortiment de bijoux et de pierres de santé pour disposer d'un large spectre de vibrations, vous pouvez, si vous avez votre pendule sur vous, tester directement dans le magasin les bijoux ou les pierres qui y sont exposés. Vous éviterez ainsi d'acheter des pièces inutiles ou qui ne vous conviennent pas du point de vue énergétique. Ne vous sentez pas gêné de le faire ! Je vois constamment des gens qui testent les pierres dans les magasins à l'aide d'un pendule, ce à quoi patrons et vendeurs ont eu le temps de s'habituer au cours des dernières années. Si plusieurs pierres ou bijoux vous semblent convenir mais que vous ne voulez pas tous les acheter, demandez simplement, par l'intermédiaire du pendule : « Laquelle de ces pierres est la plus importante pour moi dans l'immédiat ? » Observez alors l'intensité du mouvement oscillatoire. L'idéal serait bien sûr d'utiliser le pendule au-dessus d'un vaste assortiment comprenant toutes les pierres de soin importantes et ensuite de tester le genre de bijou qui se révèle le plus approprié pour soi.

Index

Table des matières

Achevé d'imprimer en septembre 2005
sur les presses de la Nouvelle Imprimerie Laballery – 58500 Clamecy

Dépôt légal : septembre 2005   Numéro d'impression : 508134

Imprimé en France